Michel Cymes et Nathalie Arensonas

Fini les jambes lourdes !

ÉDITIONS JACOB-DUVERNET

Avant-propos

Plus de jambes lourdes !

Enfants ou adultes, France Info n'oublie jamais la santé de ses auditeurs : les maux les plus courants ne méritent pas d'être sous-estimés. Parmi les petites misères du quotidien, la maladie veineuse chronique ou « pathologie des jambes lourdes » est souvent assimilée à « une maladie de femmes ». Pourtant, nombreux sont ceux, hommes et femmes, qui connaissent ces symptômes, bien souvent traités à la légère.

Nouveau mal du siècle ? Cette maladie, qui touche plus d'un tiers des Français, ne se guérit pas, elle est chronique et évolutive. Mais ce n'est pas une fatalité, et des gestes simples, dès les premiers symptômes, permettent d'en ralentir l'évolution. Pourtant, s'ils ne sont pas soignés, ces signaux d'alarme peuvent conduire à des problèmes plus graves, comme par exemple l'ulcère veineux. Ce guide vous donne les clés pour prendre efficacement en charge vos problèmes veineux.

Michel Polacco
Directeur de France Info

Sommaire

UN HANDICAP ESTHÉTIQUE, SOCIAL ET PROFESSIONNEL

VOS INTERLOCUTEURS

LES TRAITEMENTS

CONSERVER SON CAPITAL VEINEUX

LES CONSEILS DE BEAUFOUR IPSEN PHARMA

ANNEXES

Quelle vie faites-vous mener à vos jambes ?

Votre « capital veineux »

Nous avons un capital veineux qui n'est pas le même pour tous à la naissance. Selon votre âge, vos gènes et votre mode de vie, peut-on évaluer si vous êtes un sujet à risque ?

Vous avez moins de 20 ans

► À l'adolescence, les kilos font parfois du yo-yo, mais le véritable risque est la prise rapide de poids. L'excès pondéral modifie la circulation sanguine et favorise la stase veineuse. De plus, l'obésité est souvent synonyme de sédentarité et la fonte musculaire ainsi que l'augmentation de la masse graisseuse gênent le retour veineux.

► Marchez et ne séchez pas les cours de gym.

► Évitez les sports violents (rugby, squash ou hockey).

► Pour le roller, choisissez des chaussures qui ne serrent pas trop à la cheville.

Vous avez entre 20 et 30 ans, et l'un de vos parents (ou les deux) a (ont) des problèmes veineux

► Faites de l'exercice physique très tôt. Et l'excès de poids étant dangereux, attention aux kilos superflus.

► Si les deux parents ont des problèmes veineux, la maladie se déclenche dans environ 90 % des cas et plus tôt.

► Consultez un phlébologue ou un angiologue dès l'apparition des premières douleurs.

Vous avez entre 30 et 45 ans, et vous êtes enceinte

► La grossesse provoque une libération massive d'hormones qui dilatent les veines, certaines pouvant doubler ou tripler de volume. Dès le quatrième mois, l'utérus appuie sur la veine cave, et les risques de problèmes veineux augmentent.

▸ Portez des chaussettes ou collants de contention.

▸ Vous pouvez utiliser les veinotoniques qui ne sont pas contre-indiqués pendant la grossesse et appliquer des gels locaux rafraîchissants.

▸ Ne prenez pas plus de 10 kilos, et marchez.

Cholestérol

Vous avez du cholestérol. Avec le tabac, le diabète et l'hypertension, le cholestérol est l'ennemi des artères. Ce n'est pas un facteur aggravant pour la maladie veineuse.

VOUS TRAVAILLEZ TOUJOURS ASSIS(E)

▸ Levez-vous souvent.

▸ Faites des petits mouvements de chevilles.

▸ Ne croisez pas les jambes.

▸ Portez des vêtements confortables.

▸ Marchez pendant les pauses.

VOUS TRAVAILLEZ TOUJOURS DEBOUT

▸ Dans ce cas, vous êtes exposé(e) au même danger que si vous êtes toujours assis(e), et ici, hommes et femmes sont logés à la même enseigne.

▸ Portez des chaussettes ou collants de contention.

▸ Les veinotoniques sont recommandés en cas de symptômes de maladie veineuse chronique.

▸ Marchez pendant les pauses.

VOUS AVEZ ENTRE 45 ET 65 ANS

▸ L'âge n'est pas en soi un facteur de risque pour les veines, mais plus l'âge avance, plus on observe de variqueux.

▸ En général, la ménopause n'est pas un facteur de risque pour la maladie veineuse. Elle joue surtout un rôle dans l'athérosclérose (affection dégénérative des artères).

▸ La sédentarité est l'un des plus importants facteurs de risque. Un seul remède : marchez une demi-heure par jour. ■

Connaissez-vous les ennemis de vos jambes ?

Vrai ou faux ?

La pilule ?

▸ Faux. La pilule n'est pas un facteur de risque démontré de maladie veineuse chronique, même si la prise de contraceptifs peut déclencher gêne et lourdeurs qui cèdent avec de simples phlébotoniques. Cependant, chez certaines femmes, elle peut favoriser l'apparition d'une phlébite profonde (voir page 30). D'ailleurs, chez toute patiente ayant des antécédents de phlébite profonde, il est contre-indiqué d'utiliser une contraception orale. C'est votre médecin qui vous indiquera quel mode de contraception utiliser. En cas de phlébite superficielle (c'est-à-dire touchant une veine superficielle), la pilule est déconseillée, mais pas interdite.

La grossesse ?

▸ Vrai. Les hormones présentes en grande quantité pendant la grossesse favorisent la dilatation des veines. Et l'utérus comprime les veines profondes, notamment la veine cave (voir page 48).

La ménopause et le traitement hormonal substitutif ?

▸ Faux. Les œstrogènes utilisés à très petites doses dans le traitement hormonal substitutif de la ménopause sont souvent délivrés à travers la peau (patchs ou gels) et ne se diffusent qu'en très petites quantités dans le sang. Ce traitement n'a pas d'incidence sur l'état veineux.

Le poids ou l'obésité ?

▸ Vrai. Aucun aliment n'est à bannir. Le véritable ennemi est l'excès pondéral et, surtout, la prise de poids rapide. Chez une personne obèse, les veines sont « noyées » au milieu d'un tissu graisseux qui transmet mal les impulsions musculaires nécessaires au retour veineux. Un régime est indispensable pour que les veines retrouvent un contact avec les muscles, et que la remontée sanguine puisse s'effectuer.

La constipation ?

▶ Vrai. Si l'on doit produire de gros efforts pour aller à la selle, l'abdomen subit une surpression qui peut se répercuter sur le système veineux : elle force les valvules et accentue le reflux vers les membres inférieurs. Mangez des aliments contenant des fibres et buvez 1,5 litre d'eau par jour.

L'alcool ?

▶ Faux. Les boissons alcoolisées sont vasodilatatrices, c'est-à-dire qu'elles provoquent l'augmentation du calibre de la veine. Mais l'alcool n'a pas d'action sur le développement variqueux.

La chaleur ?

▶ Vrai. La chaleur fait dilater les veines des membres, et peut de ce fait majorer les symptômes de la maladie veineuse chronique.

Tabac et alcool

Il n'a pas été scientifiquement prouvé que ce « cocktail » avait une incidence sur le développement des varices, mais, dans tous les cas, mieux vaut l'éviter !

Le tabac ?

▶ Faux. L'effet du tabac sur la maladie veineuse n'est pas avéré.

Les talons hauts ?

▶ Vrai. La meilleure façon de marcher est avec un talon de cinq centimètres, pour favoriser la « chasse plantaire » : l'écrasement du sang entre le sol et le talon est le principal facteur du retour veineux.

L'élastique des chaussettes en haut du mollet ?

▶ Vrai. Ces élastiques, s'ils sont trop serrés, risquent de comprimer la circulation lymphatique, pouvant entraîner des œdèmes douloureux, mais non veineux. ■

Une veine, c'est quoi ?

Un rôle capital

La circulation veineuse est constituée d'un réseau veineux profond et d'un réseau veineux superficiel : les veines profondes assurent 9/10e de la circulation veineuse ; les veines superficielles situées sous la peau n'assurent que 1/10e de la circulation veineuse. Il existe de nombreuses communications entre ces deux réseaux. La veine est un petit tube formé d'une paroi et d'une partie creuse, appelée « lumière », dans laquelle circule le sang.

Trois tuniques pour une paroi : la paroi veineuse est composée de trois tuniques.

- L'adventice : c'est la gaine externe, protectrice et nourricière. Elle est composée de fibres élastiques et d'un tissu de liaison.
- La media : c'est la gaine intermédiaire. Musculaire, elle est renforcée par des fibres élastiques assurant la solidité, l'élasticité et la contractilité de la veine.
- L'intima : c'est la tunique la plus profonde, elle est en contact direct avec le sang, ce qui explique son nom. Elle est constituée d'un endothélium, mince membrane formée de cellules qui tapissent tout le système circulatoire. C'est l'intima qui est dotée de valvules, ces petits clapets anti-reflux, indispensables au retour veineux.

La paroi veineuse est flasque, et s'affaisse quand il n'y a plus de sang dedans. Elle est composée de fibres musculaires, de fibres élastiques et de collagène. Les fibres musculaires donnent à la veine sa tonicité. Reliées au système nerveux par des terminaisons nerveuses, ces fibres musculaires sont responsables des phénomènes de dilatation ou de contraction de nos veines. Leur contraction (les

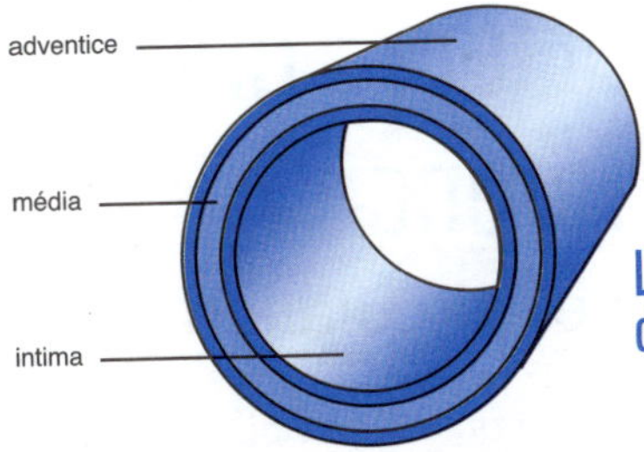

Les trois tuniques de la paroi veineuse

phlébo-angiologues parlent de constriction) ou leur relâchement modulent le volume sanguin apporté au cœur en fonction de notre position, de l'effort physique, mais aussi du stress. Les fibres élastiques permettent à la veine de se dilater lorsque la pression sanguine devient trop forte. Pourtant, au contraire des artères, très élastiques (capacité de 1 à 20), les veines, normalement aplaties, ne peuvent s'ouvrir au-delà d'une section circulaire.

L'INTÉRIEUR DE LA VEINE. Les veines profondes et superficielles sont équipées de valvules, ou clapets, anti-reflux destinés à empêcher le sang de redescendre vers le bas du corps sous l'effet de la pesanteur lorsqu'on est debout (voir page 18). Implantés tous les quatre ou cinq centimètres à l'intérieur de la veine, ces « écluses » jouent un rôle capital dans le retour du sang veineux vers le cœur. ■

REPÈRES

Et les capillaires ?

Les capillaires sont des vaisseaux de calibre minuscule (4 à 15 micromètres) qui assurent la transition entre les circulations artérielle et veineuse. Contrairement à la paroi veineuse, la paroi des capillaires est constituée d'une seule tunique formée de cellules endothéliales. Une finesse extrême qui facilite les échanges permanents avec le milieu interstitiel dans lequel ils baignent.

Veine et artère : quelle est la différence ?

Oxygénation et circulation

Pour bien percevoir ce qui différencie les veines de nos artères, il faut comprendre le rôle que toutes deux jouent : les artères assurent la distribution sanguine et l'oxygénation des tissus, les veines permettent la circulation sanguine de retour.

La circulation sanguine est assurée par les vaisseaux qui forment l'appareil circulatoire.

▸ Les artères (en bleu foncé sur le schéma) distribuent le sang riche en oxygène, chassé du cœur, à l'ensemble de l'organisme : la tête, les jambes, les bras, la peau, les muscles, les organes. Les artères apportent aussi les éléments nutritifs nécessaires à l'ensemble des cellules de notre organisme.

▸ Les veines (en bleu clair sur le schéma) assurent le retour du sang appauvri en oxygène, des tissus vers le cœur, puis les poumons. Le sang s'oxygène au passage des poumons, puis il repasse par le cœur qui le distribue de nouveau à toutes les cellules de notre corps par le biais des artères. Cette mécanique est réglée comme du papier à musique, à condition que les veines et les artères jouent correctement leurs partitions.

▸ Le calibre des veines est plus important que celui des artères correspondantes : c'est pourquoi le réseau veineux contient, à lui seul, 70 % du volume sanguin.

▸ Les veines sont moins musclées que les artères, qui

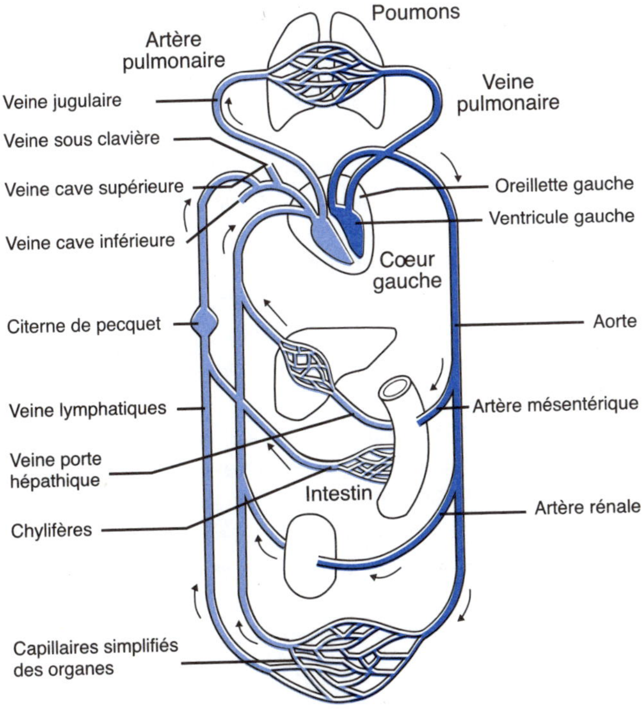

supportent la pression sanguine liée à la contraction cardiaque. Elles sont également moins distensibles, allant de la section plate à la section circulaire : lorsque la veine est « forcée », son calibre augmente, les valvules ne peuvent alors plus jouer correctement leur rôle d'écluses et laissent redescendre une partie du sang vers les pieds (reflux), au lieu de le faire remonter vers le cœur. ■

Les veines, ça sert à quoi ?

Deux réseaux veineux en un

Leur mission : ramener le sang vers le cœur, sur une distance moyenne de 1,50 mètre, des pieds au cœur, tout en luttant contre la pesanteur.

► Les veines contiennent environ 70 % du volume sanguin du corps humain. Elles assurent la circulation « de retour », c'est-à-dire le retour du sang, en provenance des organes et des tissus situés à la périphérie de l'organisme, vers le cœur.

► Le sang chargé des déchets provenant des cellules de tous les organes, y compris de la peau et des muscles, est ramené vers le cœur par l'intermédiaire des veines superficielles et des veines profondes.

En fait, nous avons deux réseaux veineux : l'un superficiel, l'autre profond.

► En condition normale, le sang passe toujours des veines superficielles aux veines profondes.

Les veines profondes

► Dans le réseau profond, les veines sont situées juste à côté des artères, au milieu des muscles de la jambe et de la cuisse. Elles remontent vers le bassin où elles vont se jeter dans une veine de plus gros calibre : la veine cave inférieure qui, elle-même, remonte vers le cœur.

► Les veines profondes assurent les 9/10e de la circulation sanguine de retour. Heureusement, les maladies veineuses les plus courantes ne concernent pas les veines profondes.

LES VEINES SUPERFICIELLES

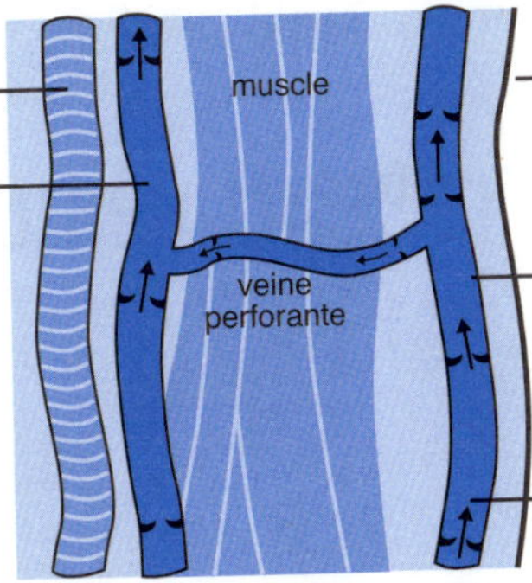

▸ Ce sont elles qui sont le plus souvent touchées par les maladies veineuses. S'il est besoin, on peut les faire enlever, puisqu'elles n'assurent que 1/10ᵉ de la circulation sanguine de retour. Dans le réseau superficiel, il y a deux veines principales :

▸ La veine saphène interne, on l'appelle aussi « grande saphène » : elle se trouve sur la face intérieure de la jambe et de la cuisse et rejoint une veine profonde, la veine fémorale, à la racine de la cuisse.

▸ La veine saphène externe, également nommée « petite saphène », se trouve sur la face postérieure de la jambe et se jette dans une veine profonde (la veine poplitée) située dans le creux du genou.

▸ Entre les veines profondes et superficielles se trouvent des veines transversales, sortes de passerelles reliant les deux réseaux. On les appelle les veines perforantes. ■

REPÈRES

Un véritable thermomètre

Lorsque l'on a de la fièvre ou qu'il fait très chaud, les veines des extrémités du corps se dilatent, de façon à augmenter la surface éliminant les calories superflues. À l'inverse, en cas de refroidissement, les veines superficielles réduisent leur calibrage et se rétrécissent pour permettre de réduire notre déperdition de chaleur.

Le réseau veineux de face

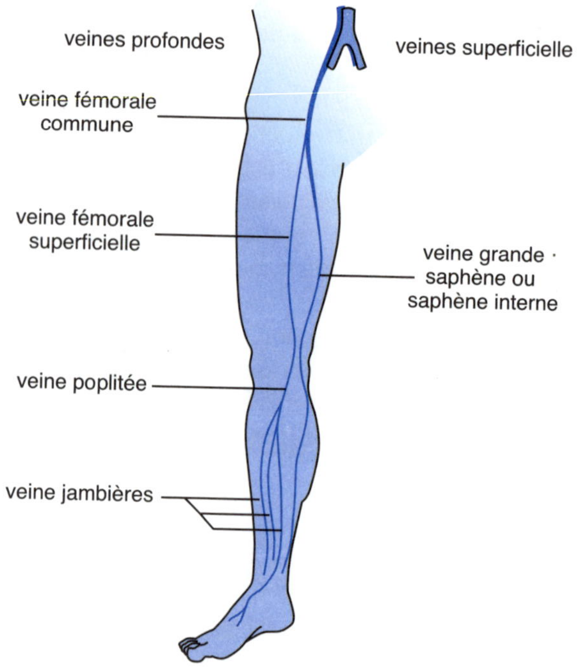

Le réseau veineux de dos

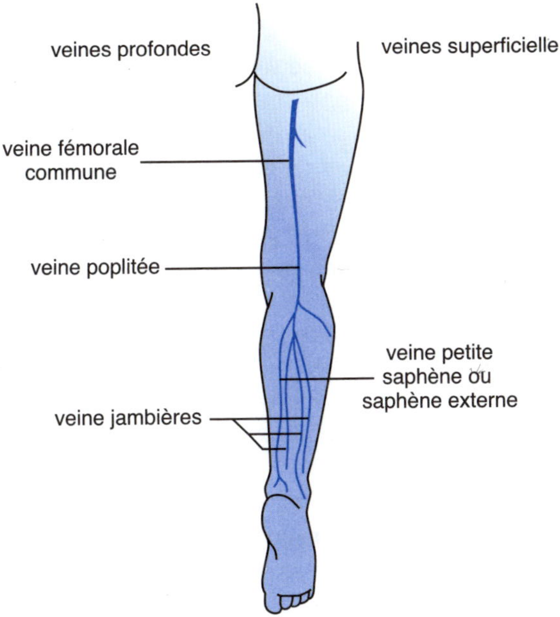

Comment se fait le retour veineux ?

Un véritable « réseau fluvial »

Le corps humain est irrigué par un incroyable réseau « fluvial » avec ses affluents, ses confluents, ses ponts et ses écluses pour assurer la circulation sanguine de retour.

Circulez, il n'y a rien à voir !

- Contrairement aux artères, les veines superficielles et profondes sont équipées de valvules, sortes de « clapets » anti-reflux. À quoi servent-elles ? Elles ont une fonction d'écluse en empêchant le sang de circuler dans le mauvais sens. C'est-à-dire de redescendre vers les pieds au lieu de remonter vers le cœur puis les poumons. Leur rôle est capital dans le retour veineux vers le cœur.
- Disposés tout au long du trajet des veines, tous les quatre ou cinq centimètres, ces clapets anti-reflux empêchent toute circulation sanguine à contre-courant. Bien entendu, ce système ne fonctionne correctement que si les clapets anti-reflux sont en bon état.

Notre corps est pourvu de plusieurs mécanismes qui aident le sang à remonter des pieds vers le cœur puis les poumons :

- En marchant, la compression des veines situées sous la voûte plantaire (qui baignent dans de petits lacs sanguins) chasse le sang des pieds, et assure une remontée du sang veineux.
- Deuxième agent propulseur : les muscles des mollets et des cuisses qui, en se contractant, envoient le sang veineux vers le cœur.

- Enfin, les mouvements respiratoires. Ils jouent un rôle d'aspirateur : au moment où vous inspirez, la pression à l'intérieur du thorax diminue et « aspire » le sang veineux vers le cœur grâce aux contractions cardiaques.
- Il est donc recommandé de marcher et de faire de l'exercice pour soigner ou prévenir une mauvaise circulation veineuse.
- En restant immobile, debout ou assis, la circulation de retour se fait moins bien qu'en marchant, provoquant une stagnation du sang dans les veines, appelée « stase veineuse ».

Schéma d'une veine avec son clapet

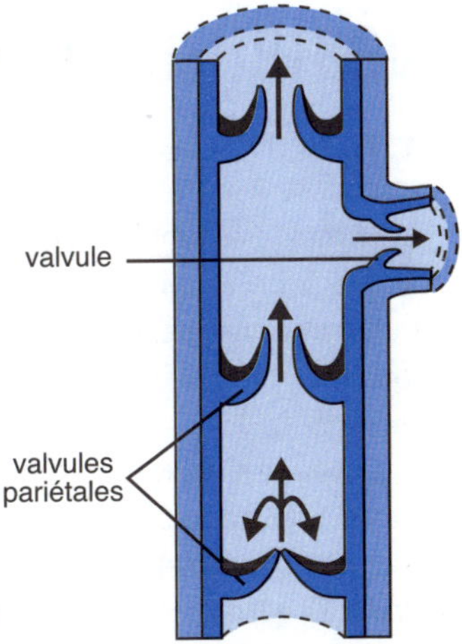

- Si les veines superficielles et profondes sont normales avec des valvules qui jouent bien leur rôle d'écluses et empêchent le sang de redescendre vers les pieds, la stase veineuse n'entraîne aucun trouble. En revanche, chez les personnes dont la paroi veineuse est abîmée, la dilatation liée à la stase veineuse est majorée et provoque des douleurs.
- La tonicité des parois veineuses et le bon fonctionnement des valvules tapissant ces parois empêchent le sang de redescendre vers les pieds. En cas de maladie veineuse, la circulation se fait moins bien et apparaissent alors les symptômes de la stase veineuse : maux de jambes, lourdeurs, crampes, impatiences (sensation de jambes sans repos), jambes gonflées, etc. ■

Les signes de la maladie veineuse chronique

Un tiers des Français souffre

La maladie veineuse chronique est un terme médical. Il englobe tout ce qui se rapporte à une mauvaise circulation veineuse, depuis la simple sensation de jambes lourdes jusqu'à la maladie veineuse sévère : varices et ulcères.

La maladie veineuse chronique est souvent héréditaire. Elle traduit l'incapacité des veines à assurer leur rôle de voie de retour du sang, depuis les pieds jusqu'au cœur. Et qui dit chronique dit progression lente, tout au long de la vie. L'objectif des médecins est donc de retarder l'évolution de la maladie vers les stades les plus graves. C'est pourquoi on peut parler d'insuffisance veineuse modérée (varicosités, varices) ou sévère (troubles trophiques, ulcères).

La cause de la maladie peut être inconnue (on dit qu'elle est primitive) ou connue (maladie secondaire). Dans ce cas, la maladie peut, par exemple, apparaître après une phlébite : le caillot a détérioré la paroi veineuse et les valvules à l'intérieur des veines. La confirmation de la maladie veineuse est apportée par l'écho-Doppler. Au terme de cet examen indolore, le médecin pourra préciser si les veines sont perméables (absence de caillot) et si les valvules font bien leur travail de clapets anti-reflux.

L'un des premiers symptômes est une sensation de jambes lourdes et douloureuses. Peuvent s'y associer : gonflement, fourmillement, engourdissement, tiraillements

REPÈRES

Quelques chiffres

Dix-huit millions d'adultes (trois femmes pour un homme) se plaignent de problèmes de circulation des jambes. Parmi eux, près de dix millions déclarent avoir des varices. Le nombre de cas de la maladie augmente avec l'âge, et les femmes sont concernées plus tôt dans leur vie. *Source : Insee 1996.*

au niveau des mollets et parfois des cuisses. Ces troubles apparaissent quand on est debout, parfois en fin de matinée, mais le plus souvent en fin de journée. La plupart du temps, ils disparaissent en position allongée. S'ils persistent, il peut s'agir d'une cause artérielle, musculaire ou neuromusculaire.

IL EST IMPORTANT DE CONSULTER UN MÉDECIN dès l'apparition des troubles. Plus le bilan est précoce, mieux c'est, puisque les symptômes de la maladie veineuse chronique s'atténuent généralement au fur et à mesure de l'évolution de la maladie ! Des varices peuvent pointer le bout de leur veine des années plus tard. ■

LE SAVIEZ-VOUS ?

Un ulcère de jambe historique

Fin janvier 1794, Robespierre tombe malade et doit garder la chambre. S'agit-il de son ulcère de jambe ? « L'Incorruptible » cache l'origine de son mal. À Paris, l'émotion est grande. Certains redoutent même un empoisonnement. En fait, Robespierre panse ses plaies, mais son médecin, Soubrevielle, est tenu de garder le silence. Le matin même du 9 thermidor, il venait de faire à Robespierre son dernier pansement, à l'Hôtel de Ville, quelques heures seulement avant que son patient se tire son fameux coup de pistolet dans la mâchoire et soit guillotiné. Le médecin ne révélera que bien plus tard l'origine du mal qui a rongé la figure principale de la Terreur.

« Docteur, j'ai mal aux jambes... »

Les différentes manifestations

Environ un tiers des Français souffrent de maladie veineuse chronique. Mais parmi eux, seulement 2 % développent les stades les plus graves de la maladie : les ulcères variqueux.

LES JAMBES LOURDES

▸ « Docteur, j'ai les jambes qui pèsent 100 kg ». La sensation de jambes lourdes est un motif très fréquent de consultation du médecin généraliste ou du phlébologue. C'est l'apanage des patients qui travaillent debout ou qui piétinent (magasins, musées, cérémonies, etc.).

▸ La sensation de jambes lourdes traduit souvent une mauvaise circulation veineuse entraînant une stagnation (stase) sanguine dans les jambes. Elle peut s'accompagner ou non d'un gonflement, c'est-à-dire d'un œdème.

▸ Cette sensation de lourdeur, fréquemment associée à une douleur, est souvent mal vécue. Elle est ressentie comme gênante dans la vie tant personnelle que professionnelle et peut même être invalidante.

▸ Les traitements hormonaux, ainsi que la grossesse, peuvent augmenter cette impression de jambes lourdes. L'été, les atmosphères humides et chaudes favorisent cet état.

LES VARICOSITÉS

▸ Les jambes transformées en carte Michelin, ça vous dit quelque chose ? Nombre de femmes n'osent plus se mettre en maillot de bain à cause de ce désagrément disgracieux.

▸ En fait, les varicosités sont le résultat de la dilatation de minuscules veines sous la peau. De surface généralement limitée et de couleur rouge ou bleue, elles se développent le plus souvent sur les faces internes des genoux, les faces externes des cuisses et des jambes. Elles ne sont pas systématiquement synonymes d'une maladie veineuse débutante. Lorsqu'on peut les remarquer autour des chevilles, les varicosités accompagnent parfois une maladie veineuse plus évoluée.

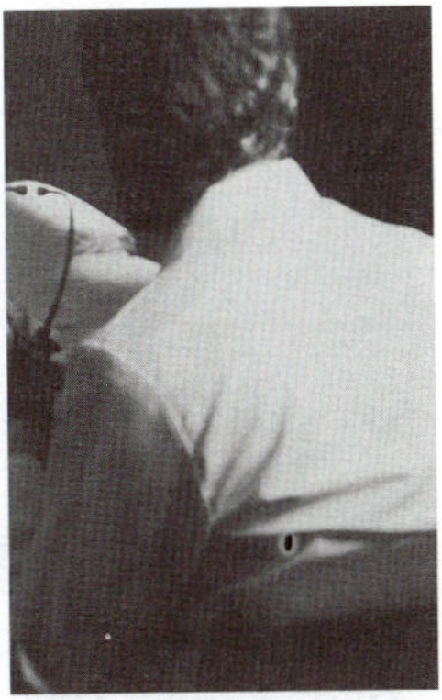

LES VARICES

- C'est une dilatation anormale et permanente d'une veine superficielle, associée à une paroi veineuse abîmée. Cette détérioration gêne la remontée du sang veineux vers le cœur.
- Les varices, plus fréquentes chez les femmes (trois femmes pour deux hommes), peuvent toucher une jambe, un pied, une cheville, une cuisse, ou s'étendre sur toute la longueur de la jambe.
- Chez certains, les varices s'accompagnent de douleurs, de rougeurs, de sensation de chaleur, d'eczéma, etc. Les varices les plus anciennes et les plus sévères ne sont pas forcément les plus douloureuses.
- Chez d'autres, les varices sont indolores et très bien tolérées. Mais dans tous les cas, les varices traduisent un stade déjà avancé de la maladie veineuse.
- La principale complication des varices, c'est la thrombose superficielle.

À savoir

La maladie veineuse représente :
- 2,6% des dépenses de santé.
- 350 000 arrêts de travail et 200 000 journées d'hospitalisation chaque année.

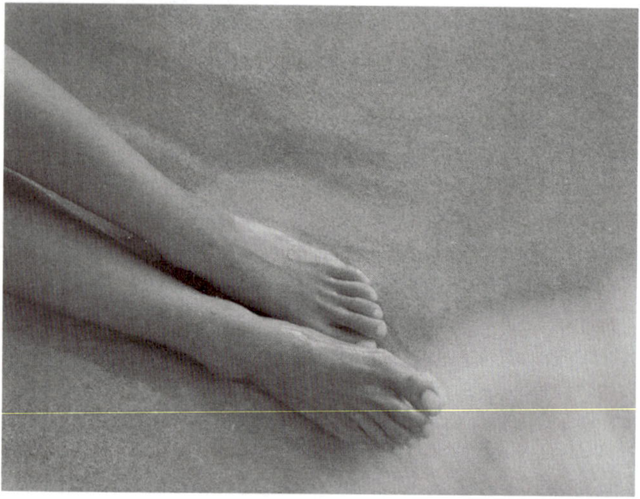

La thrombose ou phlébite

Deux appellations pour traduire la même maladie veineuse aiguë : un caillot sanguin (thrombus) s'est formé dans une veine et la bouche partiellement ou complètement. Il existe deux types de thromboses :

- La thrombose superficielle, qui survient le plus souvent sur des veines variqueuses. C'est une complication des varices qui deviennent douloureuses, chaudes et rouges. La douleur est localisée et aiguë. À la palpation, on sent un nœud douloureux sur le trajet de la veine. C'est une complication douloureuse mais non dangereuse. Attention cependant, elle peut parfois être associée à une thrombose profonde.
- La thrombose veineuse profonde, elle, concerne les veines profondes qui ont un plus gros calibre et assurent 90 % de la circulation veineuse de retour. En général, la jambe grossit (c'est un œdème) et devient douloureuse.

À SAVOIR

Les manifestations cliniques de la maladie veineuse chronique

- C1 : télangiectasies (varicosités)
- C2 : varices
- C3 : œdème
- C4 : troubles trophiques d'origine veineuse (pigmentation, eczéma veineux)
- C5 : troubles trophiques avec ulcère cicatrisé
- C6 : troubles trophiques avec ulcère actif

Selon l'endroit où se situe le caillot, le mollet, la cheville, ou la cuisse enfle. Parfois, toute la jambe est gonflée. C'est une complication dangereuse, car associée à un risque élevé d'embolie pulmonaire (voir page 38) pouvant être mortelle. C'est donc une urgence thérapeutique.

▸ Les deux à la fois ? Il arrive souvent qu'une thrombose apparemment localisée à une veine superficielle soit en fait associée à une thrombose des veines profondes. Seul l'écho-Doppler montrera l'endroit précis où se situe le caillot.

L'ULCÈRE VARIQUEUX

▸ La peau perd de sa substance, un trou ou une cavité se creuse et laisse apparaître le derme à nu. L'ulcère se creuse le plus souvent au-dessus de la cheville, sur la face interne de la jambe.

▸ Souvent, le patient consulte pour une plaie : le diagnostic d'ulcère variqueux repose sur l'existence de varices ou d'autres problèmes cutanés d'origine veineuse (l'eczéma variqueux, par exemple). C'est la stase sanguine qui explique l'ulcère : les veines ne sont plus capables d'assurer la remontée du sang appauvri en oxygène vers le cœur. Les déchets cellulaires sont mal évacués, les tissus mal oxygénés, la peau ne peut pas cicatriser. ■

Les varices en dix questions

Testez vos connaissances

1. Les petits vaisseaux qui éclatent sur les jambes : un signe avant-coureur ?

▸ Non. Les varicosités n'évoluent pas forcément vers des varices.

2. Bains chauds, sauna, hammam, chauffage par le sol, épilation à la cire chaude, soleil… sont-ils des facteurs favorisant les varices ?

▸ Oui. Toute source de chaleur provoque un effet vasodilatateur, c'est-à-dire une augmentation du calibre de la veine.

3. Les bas ou chaussettes de contention se portent-ils à vie ? ▸ Non, pas forcément. À la suite d'une thrombose, il est conseillé de les porter pendant un an au moins. ▸ En cas de varices, il est conseillé d'en porter tous les jours, tant que les varices sont apparentes.

4. Les pieds toujours froids : s'agit-il d'un problème veineux ? ▸ Oui. C'est une possibilité. Mais il peut s'agir aussi d'un problème artériel ou neurologique.

5. Peut-on se passer d'une veine qui est malade ? ▸ Oui. Il faut savoir qu'un dixième du retour veineux est assuré par les veines superficielles. Si elles sont variqueuses, mieux vaut les enlever, car de toutes les façons, elles ne servent plus à rien et nuisent à la circulation sanguine.

6. Pourquoi souffre-t-on plus de ses varices en été ? ▸ Car la chaleur, par son effet vasodilatateur, peut en majorer les symptômes.

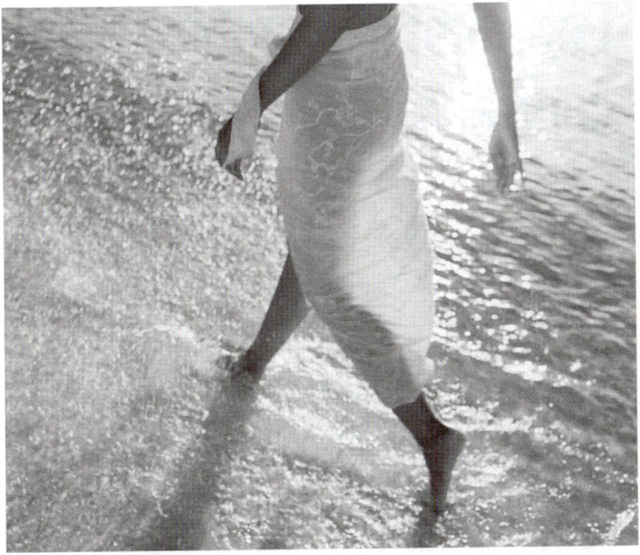

7. Est-ce que l'on risque d'avoir des varices si l'on reste alité longtemps ?

▸ Non. Le risque, c'est la phlébite qui, par la suite, peut provoquer des varices.

8. Y a-t-il plus de risque avec la jambe dans le plâtre? ▸ Le risque est toujours d'avoir une phlébite. C'est pourquoi on prescrit un traitement anticoagulant aux personnes dont la jambe est plâtrée.

9. La gangrène est-elle, comme les varices, la conséquence d'un problème veineux ?

▸ Non. Il s'agit d'un trouble trophique d'origine artériel : la circulation artérielle ne fonctionne plus bien, et un ulcère se forme par manque d'apport artériel.

10. À partir de quel âge en moyenne peut-on avoir des varices ?

▸ Vers 20 ans ou à la puberté s'il y a une hérédité. ■

Pourquoi les jambes sont-elles plus touchées ?

C'est la loi de la pesanteur !

Tout simplement parce que nous vivons debout. C'est la loi de la pesanteur. Les animaux à quatre pattes, eux, n'ont pas de problèmes de varices ! Depuis que l'homme s'est mis en tête d'être bipède, il en subit le revers de la médaille : la verticalité.

Les membres inférieurs doivent supporter tout notre poids ; ils sont soumis à de fortes contraintes verticales. Avec l'accroissement des modes de vie sédentaires, le manque d'exercice vient s'ajouter à ces contraintes.

Nos pauvres veines ont un travail considérable à accomplir pour ramener le sang vers le cœur : comme on l'a vu, 1,50 mètre, en moyenne, sépare nos pieds de notre cœur. Le sang doit parcourir tout ce chemin et remonter toute cette pente, même quand on est debout. C'est pourquoi les personnes souffrant de jambes lourdes ou de douleurs veineuses diffuses souffrent moins en s'allongeant ou en surélevant leurs jambes. C'est la loi de la pesanteur. Seulement, on ne peut pas passer sa vie les jambes en l'air ! La formidable machine se détraque, si on ne marche pas suffisamment ou qu'on ne fait pas suffisamment d'exercice, et ce, d'autant plus lorsqu'il y a des antécédents de maladie veineuse chronique dans la famille.

Cependant, la nature est bien faite : elle nous a dotés de pieds pour marcher et faire le travail de « chasse plantaire ». C'est un mouvement primordial pour propulser le sang de nos pieds vers nos jambes et vers le cœur.

Schéma du mollet irrigué par un important réseau de veines

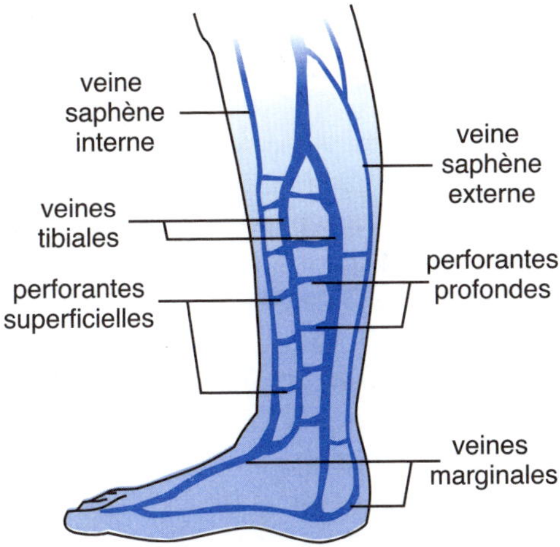

semelle de Lejars **(lacs sanguins)**

En marchant (avec des talons d'une hauteur modérée), on écrase les petits lacs sanguins situés sous la voûte plantaire : c'est le premier facteur de chasse du sang vers le haut.

LES MOLLETS : « LE DEUXIÈME CŒUR. » Ce premier facteur est relayé par nos mollets qui, si l'on s'en sert, redonnent l'impulsion nécessaire pour chasser le sang vers le cœur. Entourant les veines profondes (90 % de la circulation veineuse), les muscles du mollet jouent un rôle essentiel. En marchant, ils se contractent et cela suffit à augmenter fortement la pression veineuse qui, à son tour, assure la remontée sanguine. Cette contraction est tellement puissante qu'on l'a appelée « le deuxième cœur » ou « cœur périphérique ». Elle est la principale force de propulsion du sang. ■

La maladie veineuse aiguë : la phlébite

Une pathologie rare

Phlébite ou thrombose : même combat ! Lorsqu'un médecin vous parle de thrombose, c'est donc la même chose qu'une phlébite. Les puristes diront qu'une phlébite est une inflammation de la veine tandis qu'une thrombose est un caillot de sang. Dans les deux cas, le caillot de sang (thrombus) se forme dans une veine et la bouche, en partie ou en totalité.

DEUX TYPES DE PHLÉBITES :

▸ La phlébite profonde intéresse les veines profondes. Elles ont un plus gros calibre que les veines du réseau superficiel et elles assurent 90 % de la circulation sanguine de retour. Cette phlébite est sournoise, car elle est difficile à reconnaître. Généralement, la jambe grossit (un œdème se forme) et devient très douloureuse. En fonction de l'endroit où se situe le caillot, la phlébite se traduit par un gros mollet, une cheville enflée, une grosse cuisse et, parfois, une jambe qui double de volume.

▸ La phlébite superficielle survient le plus souvent sur des veines variqueuses. La varice fait mal, elle est chaude et rougit. La douleur est localisée et aiguë. Rien à voir avec la sensation, diffuse et récurrente, de jambes lourdes. À la palpation, on sent un cordon douloureux sur tout le trajet de la veine. On l'appelait autrefois paraphlébite.

Quels sont les facteurs de risque de la maladie veineuse aiguë ?

Il existe des facteurs de risque qui, associés ou isolés, favorisent la formation d'un caillot.

▸ À la naissance, il peut exister dans le sang des anomalies héréditaires de la coagulation : certaines personnes font plus facilement des caillots de sang que d'autres.

▸ L'alitement prolongé pour raisons médicales ou chirurgicales et la position assise prolongée peuvent favoriser la formation de caillots et la phlébite. C'est pourquoi, aujourd'hui, on fait lever les patients opérés de plus en plus tôt et on leur prescrit des traitements anticoagulants à titre préventif.

▸ Les personnes souffrant d'un cancer en évolution ont plus de risque de faire une phlébite, car le cancer modifie les mécanismes de la coagulation.

▸ D'autres facteurs, comme l'association pilule-tabac, pourraient, selon certains médecins, favoriser les phlébites, mais les avis ne sont pas unanimes sur ce sujet.

▸ Les voyages en avion moyens et longs-courriers comportent des risques (voir pages 32 à 35), notamment chez les personnes exposées (hérédité, insuffisance veineuse déclarée).

▸ Cependant, les phlébites « ambulatoires » peuvent survenir en pleine activité ; elles sont très rares, mais révèlent toujours une maladie jusqu'alors ignorée.

La prévention de la thrombose à base de piqûres d'anticoagulants et de bandes de contention est proposée à tous les patients qui présentent un risque connu. ■

À savoir

Profonde et superficielle : les deux à la fois ? Il arrive souvent qu'une phlébite apparemment localisée à une veine superficielle soit, en réalité, associée à une phlébite des veines profondes.

Avion : le « syndrome de la classe économique »

Mythe ou réalité ?

Espace contigu, jambes sous le menton, atmosphère confinée, parfois surchauffée : le voyageur aérien en classe économique est-il exposé à développer plus volontiers une phlébite, voire une embolie pulmonaire ?

Le lien entre la phlébite et le voyage aérien n'a pas été établi scientifiquement. Aucune étude épidémiologique ne permet, aujourd'hui, de mesurer si le risque d'embolie pulmonaire est plus grand chez les habitués du ciel que parmi le reste de la population. « Cependant, on peut supposer que ce risque existe puisque nous avons à déplorer deux cas successifs et assez récents chez deux patientes indemnes de facteurs de risque connus, lors d'un voyage en avion en classe économique », souligne le docteur Christian Hugue, angiologue à Sceaux et médecin consultant aux Aéroports de Paris.

- Sur un vol long-courrier, une jeune femme a développé une embolie pulmonaire fatale à l'arrivée.
- Une autre, âgée de 24 ans, a développé, au cours d'un vol, plusieurs thromboses veineuses justifiant une hospitalisation immédiate à l'arrivée.
- En 2001, ces deux cas avaient défrayé la chronique, rejoignant d'autres plaintes déposées à l'encontre de plusieurs compagnies aériennes.
- Depuis plusieurs années déjà, les transporteurs aériens sont conscients du risque de thrombose attribué au « syndrome de la classe économique ». ■

Conseils aux voyageurs

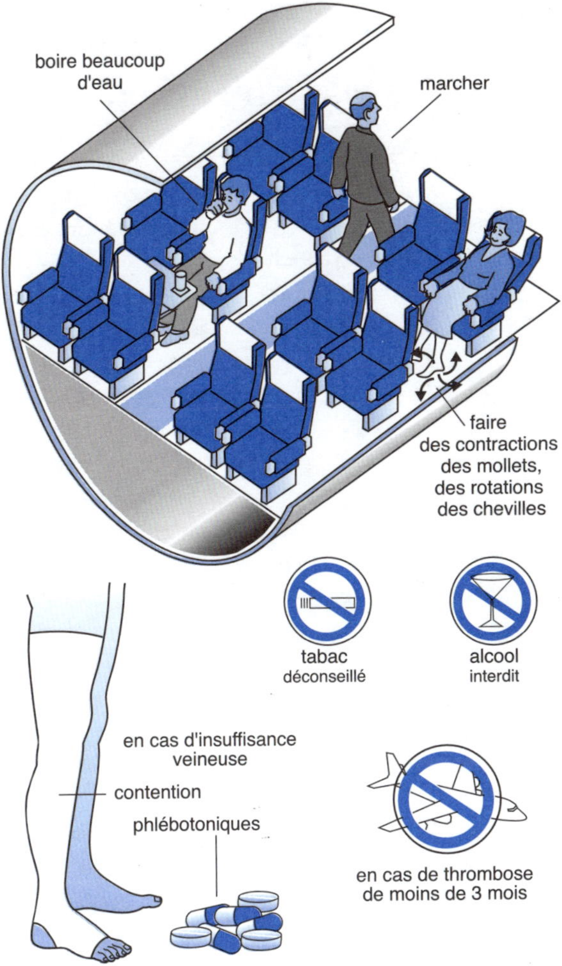

« Les voyages en avion augmentent les risques »

Le point de vue d'un expert

ENTRETIEN
Christian Hugue, angiologue, consultant à Orly Sud et ancien médecin expert au ministère de la Défense.

Le syndrome de la classe éco n'est-il pas le même que celui de la position assise prolongée ? Pas besoin de prendre l'avion pour être touché ?

Christian Hugue : Pas du tout. Il y a des facteurs de risque précis liés au vol aérien : l'hygrométrie (humidité de l'air) voisine de zéro dans la cabine, une pression trop basse et pas assez d'oxygène. Le risque, c'est la déshydratation et l'épaississement du sang. Pauvre en eau, il a en effet une propension à faire des caillots.

Un autre facteur aggravant, c'est le stress. On augmente son rythme cardiaque et si une veine est défaillante, elle ne sera plus au tempo.

Y a-t-il réellement moins de danger à voyager en classe affaires ou en première ?

C. H. : Oui : on est mieux assis, on a plus de place pour étendre ses jambes, voire les surélever.

Vous exercez en aéroport, quelles sont vos constatations ?

C. H. : Dans 80 % des cas, les hôtesses de l'air, à partir de quatre ou cinq années de vol, développent des varices. Elles ne sont pas forcément visibles à l'œil, mais évidentes à l'écho-Doppler. Les stewards et les pilotes sont moins exposés : ils consultent peu, même s'ils ont des varices.

Qui est le plus concerné : les personnes souffrant déjà de problèmes veineux, ou n'importe quel passager ?

C. H. : *A priori*, tout le monde est concerné. Mais certains le sont encore plus : un antécédent de thrombose veineuse ou d'embolie pulmonaire datant de moins de trois mois est une contre-indication absolue à un déplacement en avion. Au-delà de trois mois, le risque existe, mais ne représente plus une contre-indication absolue. Toutes les personnes affectées d'une maladie veineuse, les patients traités pour cancer ou hémopathie (maladie du sang) évolutive, ceux qui ont des problèmes de coagulation connus devraient éviter l'avion. Une population très importante est concernée.

Que conseillez-vous ?

C. H. : Conseils de base : boire beaucoup d'eau (surtout pas d'alcool), ne pas fumer tout de suite avant ou après le vol, marcher aussi souvent que possible dans l'avion, faire des rotations et extensions de chevilles, et contracter les mollets. Même assis. Mais la meilleure parade, c'est la contention. En particulier pour les femmes sous traitement hormonal substitutif ou sous pilule. Pas d'avion sans contention ! En cas de maladie veineuse connue, il est indispensable de porter des bas ou des collants de contention (classe I ou II, en fonction de l'importance de l'atteinte veineuse), ou au minimum des chaussettes à varices, à condition de les mettre avant le vol et de ne les retirer qu'après. En cas d'apparition de symptômes (lourdeurs, douleurs...), les veinotoniques peuvent être utilisés.

Et en cas de facteurs de risque de thrombo-embolie ?

C. H. : Il faut associer plusieurs mesures préventives : boire, marcher, faire des exercices de mobilité pendant le vol, porter une contention appropriée, sans oublier une injection d'anticoagulants le matin, avant le décollage. ■

Internaute, attention à « l'e-phlébite » !

Ne restez pas assis trop longtemps

En Nouvelle-Zélande, un trentenaire qui passait plus de douze heures par jour devant son ordinateur a été victime d'une phlébite suivie d'une embolie pulmonaire. Fans d'Internet ou de jeux informatiques en réseau, lorsque vous surfez sur le Web, n'oubliez pas de vivre !

ON ACCUSE DÉJÀ L'ORDINATEUR DE BIEN DES MAUX : fatigue oculaire, migraines, problèmes articulaires, mal de dos... Peut-il être aussi responsable de maladies veineuses ? L'équipe du docteur Richard Beasley, de l'Institut médical de la recherche Malaghan de Nouvelle-Zélande, a rapporté un incroyable accident : un homme de 32 ans, qui avait perdu connaissance, a dû, quelques semaines plus tard, être hospitalisé en urgence. Entre-temps, son mollet avait énormément gonflé. Facteur en cause : la migration dans la circulation sanguine pulmonaire d'un gros caillot qui s'était formé dans l'une des veines de la jambe. Il s'agissait d'une phlébite, compliquée d'une embolie pulmonaire. L'homme a survécu grâce à un traitement médical anticoagulant qui a permis de dissoudre le caillot. Ce n'était pas une personne à risque, et les médecins n'ont pu mettre en lumière le moindre motif évident pouvant expliquer la formation de cette phlébite. En revanche, cet homme passait la bagatelle de douze ou treize heures chaque jour devant son ordinateur ! Soit plus de la moitié de la journée devant son écran, sans se lever, et généralement en s'alimentant très mal.

Bien qu'aucun autre cas de ce type n'ait encore été décrit par une équipe médicale, le médecin néo-zélandais estime que les embolies pulmonaires et les phlébites associées au travail prolongé sur ordinateur ne sont pas anecdotiques. La cause en est la même que pour le syndrome de la classe économique des vols aériens (voir page 32) : une immobilisation prolongée. Cela dit, la plupart des gens passent plus de temps devant leur ordinateur qu'à bord d'un avion. Généralement, la station assise et immobile est un facteur favorisant de phlébite s'il existe des troubles de la coagulation associés à une hérédité.

NOS CONSEILS AUX WEB-SURFEURS FOUS : BOUGEZ !

- Respectez des pauses toutes les deux heures, durant lesquelles vous ferez quelques pas.
- Buvez de l'eau, car la déshydratation aggrave l'apparition d'une phlébite. ■

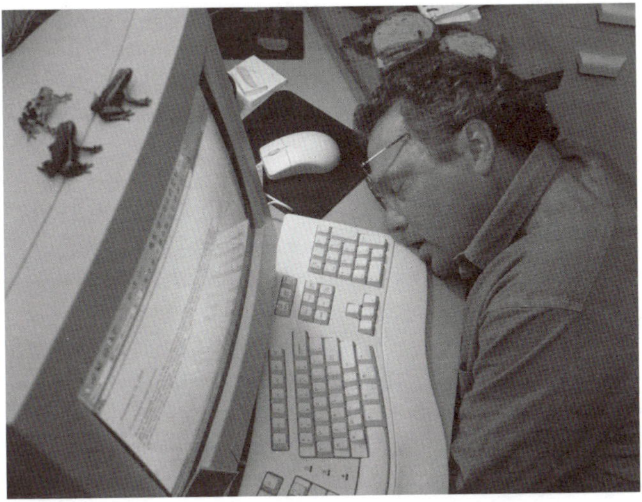

L'embolie pulmonaire et la rupture de varices

Des complications rares

Les deux principaux risques de complication sont l'embolie pulmonaire et la rupture de varices, avec ou sans hémorragie.

En cas de thrombose profonde, le risque, c'est l'embolie pulmonaire, une complication très grave avec un risque élevé de mortalité.

▸ Le caillot sanguin formé dans les veines migre vers les artères pulmonaires. Plus le caillot de sang est gros, plus il risque d'être coincé dans les artères pulmonaires. Le poumon n'est plus irrigué : le malade risque l'infarctus pulmonaire.

Les cas de mort subite ne sont pas rares.

Quels sont les symptômes ?

▸ Une toux, des crachats sanglants, des douleurs au thorax, en particulier au moment de l'inspiration profonde.

Le diagnostic ?

▸ S'il existe une phlébite des membres inférieurs connue ou des signes évocateurs de la phlébite, le diagnostic doit être confirmé par l'examen approfondi des poumons (angioscanner ou scintigraphie), pour visualiser l'étendue des territoires pulmonaires mal irrigués.

Que faire ?

▸ Une hospitalisation d'urgence dans un service spécialisé. Le traitement repose sur des anticoagulants ou des thrombolytiques. Si c'est plus grave, une opération chirurgicale s'impose pour déboucher l'artère.

QUELLE PRÉVENTION ?

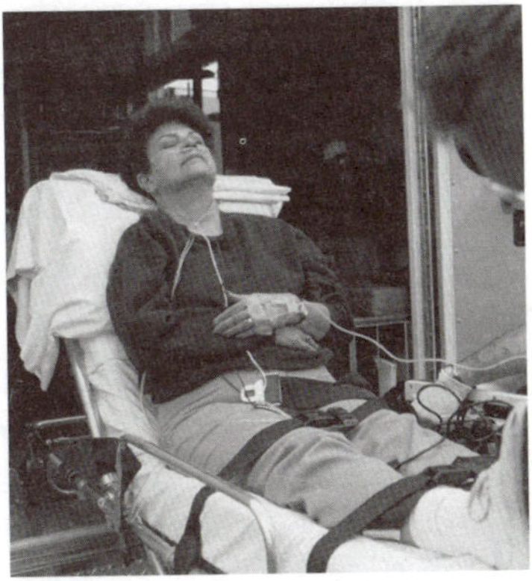

Au moindre symptôme pouvant évoquer une thrombose (le mollet, la cheville, la cuisse ou toute la jambe qui enfle), il faut penser à la possibilité d'une embolie pulmonaire et toujours consulter en urgence.

RUPTURE DE VARICE ET HÉMORRAGIE VARIQUEUSE

La paroi de la veine variqueuse peut se déchirer spontanément ou à cause d'un choc. Mais c'est très rare. C'est une complication douloureuse, mais peu grave.

LES DIFFÉRENTS SYMPTÔMES :

- Une douleur comme un coup de fouet ;
- Une ecchymose (un bleu) qui grandit en se dirigeant vers le bas de la jambe ;
- Un œdème en bas de la jambe ;
- Une tuméfaction au niveau du pied ;
- Pour qu'il y ait rupture avec hémorragie, il faut un choc très fort sur la varice, avec un objet tranchant. Car la paroi d'une veine n'est pas aussi mince qu'on le croit.
- Mais en cas de maladie veineuse chronique très évoluée, de petites lésions peuvent apparaître : on les appelle « bulles pré-hémorragiques ». Généralement, ces bulles sont localisées au niveau de la cheville et sur les pieds. La paroi de ces lésions est si fine que les risques de saignements sont grands.

QUE FAIRE EN CAS D'HÉMORRAGIE ?

- Appliquer un pansement gras compressif.

Êtes-vous un sujet à risque ?

Testez vos varices

Les varices, ces distensions des veines, ont un caractère très héréditaire. Elles sont inesthétiques et peuvent se compliquer (phlébite superficielle, rupture hémorragique).

1. Des membres de votre famille (parents, grands-parents, frères, etc.) ont-ils ou ont-ils eu des varices ?
   Oui ❐
   Non ❐

2. Avez-vous déjà eu une ou plusieurs grossesses ?
   Oui ❐
   Non ❐

3. Avez-vous des kilos en trop ?
   Oui ❐
   Non ❐

4. Votre travail exige-t-il que vous restiez debout longtemps ?
   Oui ❐
   Non ❐

5. Faites-vous peu ou pas d'exercice ou de sport ?
   Oui ❐
   Non ❐

6. Avez-vous les jambes lourdes et enflées le soir ?
   Oui ❐
   Non ❐

7. Avez-vous (ou avez-vous déjà eu) des varices apparentes ou des complications de varices ?
   Oui ❐
   Non ❐

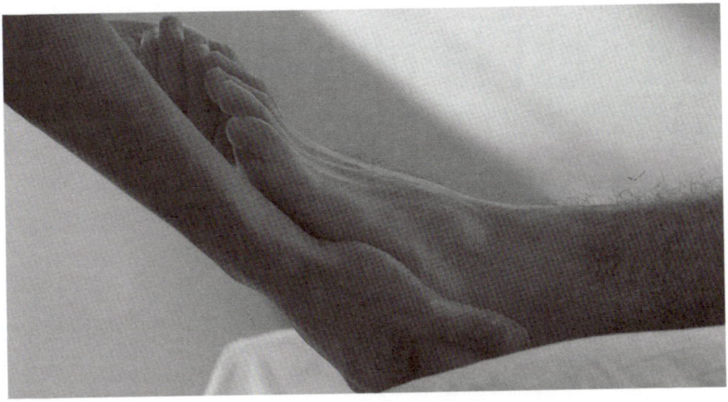

Si vous avez répondu « oui » à la majorité des questions, vous avez de nombreux facteurs de risque, ou vous avez déjà développé une maladie veineuse avancée.

- Faites-vous suivre par votre médecin généraliste ou par un spécialiste, phlébologue ou angiologue.
- Ne regardez pas les chaussettes ou les collants de contention d'un mauvais œil.
- Ne vous asseyez pas en croisant les jambes.
- Ne restez pas trop longtemps immobile lorsque vous êtes debout ou assis.
- Sur la plage, ne restez pas allongé des heures au soleil.
- Ne prenez pas de bains trop chauds, évitez les saunas ou les hammams.
- Mesdames, ne vous épilez pas à la cire chaude.
- Si vous en avez le courage, pédalez les jambes surélevées.
- Passez vos jambes sous l'eau tiède après la douche. L'eau froide n'est pas recommandée (son effet de constriction des veines n'est pas bon).

Si vous avez répondu « non » à la majorité des questions, vous n'avez pas, *a priori*, de problème veineux. Mais n'oubliez pas tous les petits gestes quotidiens qui permettent de garder des jambes belles et légères. ■

Qui est le plus touché ?

Trois femmes pour un homme !

Trois femmes pour un homme souffrent de la maladie veineuse chronique. En cause : les hormones et notamment les grossesses. Mais l'écart entre hommes et femmes marque le pas, car les hommes qui, pendant longtemps, n'ont pas consulté pour leurs problèmes de varices, commencent à s'en préoccuper.

Les données des enquêtes épidémiologiques laissent penser qu'une femme sur deux développera des varices au cours de sa vie, contre seulement un homme sur dix. Cette différence entre les deux sexes s'explique par le rôle négatif de la grossesse sur les varices, et par l'influence des hormones féminines comme les œstrogènes et la progestérone. Par ailleurs, la tonicité des muscles de la paroi veineuse est moins bonne chez la femme que chez l'homme !

Une maladie de civilisation ?

- Les varices sont cinq à dix fois plus fréquentes dans les pays industrialisés que dans les pays en voie de développement, avec toutefois des exceptions dans les zones urbaines de l'Inde et de l'Amérique du Sud. Cela laisse soupçonner l'influence de l'alimentation dans l'apparition des maladies veineuses. La responsabilité de nombreux aliments a déjà été envisagée.
- La vitamine E. Les enquêtes épidémiologiques donnent à penser que seule une alimentation riche en vitamine E peut prévenir l'apparition des varices. En effet, une étude menée dans les pays asiatiques, où la consommation de grandes quantités de produits riches en vita-

mine E (germes de soja ou d'arachide, riz non décortiqué, légumes verts) est avérée, a laissé croire jusqu'à une période récente que la plupart des Asiatiques n'avaient pas de varices. Mais on sait maintenant que, par exemple, 30 à 40 % des Vietnamiens sont touchés. La légère carence en vitamine E constatée dans les pays industrialisés peut-elle être responsable de l'apparition des varices ?

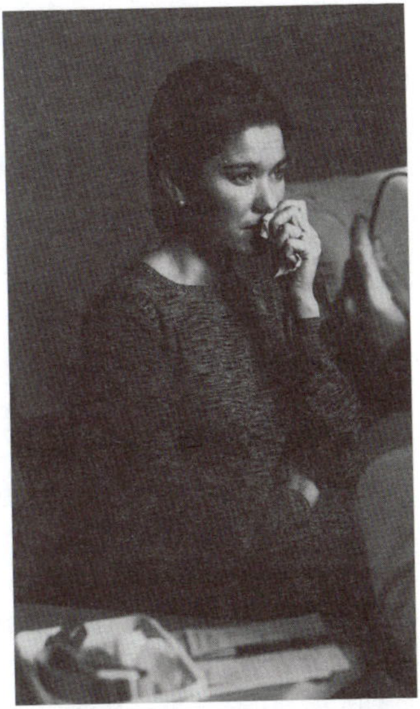

Cette hypothèse reste à confirmer. Difficile d'incriminer tel ou tel aliment et d'en conseiller d'autres en l'état actuel des connaissances scientifiques. Mais une chose reste sûre : attention aux kilos en trop !

TOUT DÉPEND DU MODE DE VIE

▸ Dans les pays industrialisés, les populations d'origine émigrée, notamment les Africains, indemnes de varices, sont frappées par cette pathologie au fur et à mesure de leur intégration. Vingt ou trente ans après leur installation, elles présentent des troubles variqueux. Outre l'éventuel facteur alimentaire, on peut en déduire que l'environnement global et le mode de vie interviennent dans la genèse de cette maladie.

▸ Les varices sont même en train de faire leur apparition dans les grandes métropoles du tiers-monde où se développe un mode de vie plus sédentaire. ■

À partir de quel âge peut-on avoir des varices ?

Plus tôt qu'on ne le croit

Les premières varices pointent le bout de leurs veines à la puberté. Et même avant, selon certains phlébologues qui ont des exemples de patients très jeunes. On a tendance à sous-estimer la maladie veineuse chez les enfants, si bien que la première consultation a souvent lieu longtemps après l'apparition des premiers signes qui auraient dû alerter parents et thérapeutes.

SEULEMENT 3 % DES PARENTS CONSULTENT SPONTANÉMENT un phlébologue ou un angiologue pour le mal de jambes de leurs enfants. Ils ne sont pas sensibilisés aux risques d'insuffisance veineuse dès le plus jeune âge.

▸ « À l'école, les contrôles bucco-dentaires et les contrôles auditifs sont systématiques, pourquoi n'existe-t-il rien pour vérifier la bonne santé des veines ? C'est pourtant une maladie très courante et héréditaire », lance le docteur Claudine Hamel-Desnos.

▸ Selon ce phlébologue de Caen, « c'est le corps médical qui est réticent. De nombreux collègues ont du mal à entendre la souffrance veineuse chez les enfants. Ils ne sont pas formés à cela et sont un peu désarmés face à un patient enfant. Et ils passent à côté d'une maladie qui pourrait se développer plus lentement si elle avait été dépistée de façon précoce ».

▸ À la puberté, la révolution hormonale affecte surtout les jeunes filles, et, vers 13-14 ans, ce sont elles qui sont le plus touchées par les varices. Puis, elles cumulent de

REPÈRES

Les malformations veineuses

Certains nouveau-nés sont atteints d'un syndrome rare, le syndrome de Klippel-Trenaunay. Il s'agit d'une dysplasie (anomalie congénitale) des veines sur un membre se traduisant entre autres par des varices. Si votre enfant a des grosses varices sur un membre inférieur, consultez rapidement. La prise en charge passe par la sclérothérapie, voire la ligature de la veine.

nombreux facteurs de risque de développement de la maladie veineuse : la contraception orale et les grossesses.

Chez l'enfant ou l'adolescent, le premier signe peut être le mal de jambes, surtout en fin de journée, les impatiences (cette sensation de jambes sans repos) ou bien des petites varicosités.

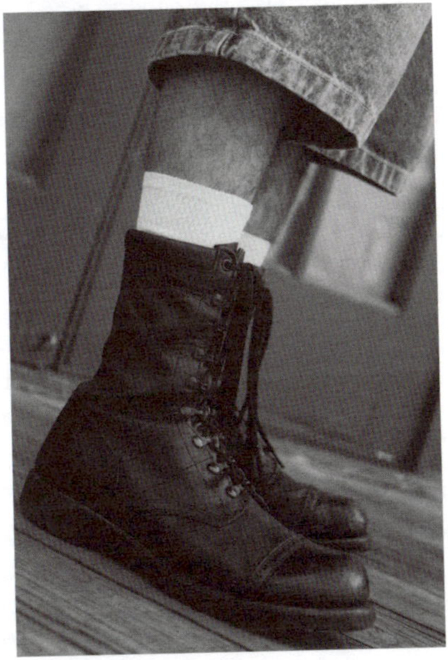

Il faut faire un écho-Doppler chez un phlébologue ou un angiologue qui dépistera un mauvais fonctionnement de la circulation veineuse et prendra les mesures adéquates, afin de ne pas laisser la maladie se développer trop vite… ■

Les enfants peuvent-ils être concernés ?

Oui, à partir de l'adolescence

La maladie veineuse commence bien plus tôt qu'on ne le croit. Les douleurs de croissance ont bon dos. Et lorsqu'un enfant se plaint de douleurs de jambes, ce n'est pas forcément parce qu'il est en train de grandir. Il se peut que sa circulation veineuse fonctionne mal.

Les troubles apparaissent généralement au moment de la puberté, mais ils peuvent commencer dès le plus jeune âge, à 2 ou 3 ans, selon le docteur Philippe Griton, phlébologue. « Des enfants qui sont très agités, courent, sautent ou alternent les périodes de repos avec les moments d'agitation peuvent être des insuffisants veineux : ils assurent le drainage de leurs jambes. Ils se comportent ainsi pour soulager naturellement leurs veines », observe-t-il. « En revanche, si votre enfant regarde la télévision debout pendant des heures, c'est qu'il n'a aucun problème veineux ! »

Il ne faut donc pas banaliser les douleurs de jambes chez les enfants. Consultez un médecin dès que votre enfant vous dit qu'il a mal aux jambes, surtout le soir, dès l'apparition de varicosités, ou bien de veines trop apparentes, mais qui ne sont pas forcément douloureuses.

Que faire ?

▸ Premier réflexe : consultez un phlébologue ou un angiologue qui pratiquera un écho-Doppler. Cet examen indolore étudie le débit du sang dans les artères et les veines, et donne de précieux renseignements sur les conditions de circulation et d'irrigation des organes.

CONSEILS

S'il y a des antécédents familiaux

▶ Un conseil : recherche systématique en cas d'antécédents familiaux. Car si vous-même souffrez d'insuffisance veineuse, votre enfant est à risque :
20 % de risque si aucun parent n'est atteint, 47 % de risque si l'un des parents est atteint, 89 % de risque si les deux parents sont atteints. Plus tôt elle est dépistée, plus le médecin retardera son évolution.
▶ Deuxième conseil : si le médecin vous répond qu'il faut attendre, consultez-en un deuxième, « car de nombreux thérapeutes se désintéressent de la souffrance veineuse chez l'enfant », insiste Michel Schadeck, phlébologue spécialisé pour les enfants.

▶ Deuxième réflexe : bien suivre les conseils d'hygiène de vie donnés par le médecin.

▶ Attention à certains sports traumatisants pour les veines tels que le rugby, handball, football, hockey, roller et sports de combat (voir pages 98-99).

▶ Attention à l'obésité, ennemie des veines.

▶ Habituer les enfants aux bains ou douches tièdes.

Quel traitement ?

▶ La sclérose des veines peut être pratiquée sur des enfants (toujours par un spécialiste).

▶ En revanche, la chirurgie est retardée aussi longtemps que possible.

▶ La prise de veinotoniques n'est pas contre-indiquée pour les enfants. Ils les soulagent et on pense qu'ils peuvent ralentir l'évolution de la maladie.

▶ Le port de chaussettes de contention est difficile chez les enfants, qui oublient souvent de les mettre. De plus, il faut les faire fabriquer sur mesure, car il n'existe pas dans le commerce de taille pour les petits. ■

Le cas des femmes enceintes

Attention aux récidives !

Avec un bébé, le placenta ainsi que plusieurs litres de liquide amniotique dans le ventre, pas étonnant que les femmes enceintes soient vite essoufflées, et que leur circulation veineuse soit chahutée. Chez certaines, l'évolution de la maladie veineuse est telle que le diagnostic de grossesse serait possible par le simple examen de leurs jambes !

▶ Pendant les premiers mois de grossesse, la décharge hormonale est cent fois supérieure à la normale. Elle favorise la dilatation des veines. Puis, l'utérus grossit et appuie sur la veine cave inférieure. C'est elle qui assure la remontée sanguine vers le cœur.

▶ Généralement, pendant la première grossesse, les troubles veineux se développent progressivement, sans vraiment prendre d'ampleur. C'est lorsqu'elle attend son deuxième bébé que la femme exposée à des troubles veineux voit des varices apparaître et s'étendre sur ses jambes.

▶ Plus les grossesses sont nombreuses, plus les varices prennent de l'ampleur. Même si ce n'est pas agréable, il faut absolument porter des collants de contention. Il en existe des spéciaux destinés aux femmes enceintes, avec une ceinture réglable.

▶ Les troubles apparaissent assez tôt, dès les premiers mois de la grossesse. Les varices augmentent de volume vers le quatrième mois et progressent jusqu'à l'accouchement.

Bonne nouvelle : souvent, quelques jours après l'accouchement, les varices qui avaient pris leurs aises pendant la grossesse lâchent du terrain pour disparaître complètement en quelques semaines. Il est donc préférable d'attendre le retour de couches, c'est-à-dire le retour des règles, qui signifie que le taux hormonal est redevenu normal, pour réaliser un bilan médical de votre état veineux.

Mauvaise nouvelle : si vous avez eu des varices au cours de votre première grossesse, il y a de fortes chances pour qu'elles fassent leur retour avec votre deuxième bébé. Même si elles avaient entièrement disparu la première fois.

Faut-il se faire opérer avant ou après la grossesse ? En fait, si l'avis général est d'attendre la fin des grossesses pour se faire opérer, la réponse se fait au cas par cas. Si une femme a des varices, mais veut un enfant tout de suite, qu'elle n'attende pas ! Plus elle attend, plus le risque de voir récidiver les varices pendant la grossesse augmente. Si elle a de grosses varices, il vaut mieux qu'elle se fasse opérer entre deux grossesses, mais plus l'opération est proche d'une grossesse, plus le risque de récidive est grand. ■

À SAVOIR

Des varices de localisation atypique

2 % des femmes enceintes ont des varices dans des régions atypiques. De quoi s'agit-il ? Des varices dans la région pubienne, du clitoris, de la vulve et des grandes lèvres. Ou bien des varices du vagin, associées à des varices de la face interne des cuisses. Ou bien des varices de la vulve, associées à des varices de la fesse et de l'arrière de la cuisse. La plupart du temps, elles sont accompagnées d'hémorroïdes. Elles apparaissent en général brutalement après le deuxième ou troisième mois de grossesse et peuvent réapparaître aux grossesses suivantes.

« J'ai eu des problèmes après mes grossesses »

Aurélie, 38 ans

« À 20 ans, j'ai commencé à voir apparaître des petits vaisseaux bleutés sur mes cuisses et mes mollets. L'été, j'avais souvent les jambes gonflées. Dans la famille, plusieurs de mes oncles se sont fait opérer des varices. À l'époque, un phlébologue m'avait donné quelques conseils d'hygiène de vie, et m'avait prescrit des veinotoniques.

Je savais qu'une fois enceinte, j'aurais des problèmes. Dès le début de ma première grossesse, à 33 ans, la veine saphène de ma jambe droite a enflé au niveau de la cheville. Elle est devenue très apparente, mais ne me faisait pas mal. Je suis retournée chez mon phlébologue qui m'a dit que ce n'était pas très grave et que si je voulais avoir d'autres enfants, il fallait mener mes grossesses à terme avant d'envisager une opération des varices. Il m'a conseillé de porter des collants de contention. Je ne les portais pas tout le temps, car, avec mon gros ventre, c'était très inconfortable. Je trouve que ces collants de contention et de grossesse coûtent cher et sont mal remboursés par la Sécurité Sociale. Après la naissance de ma fille, ma varice a complètement disparu, en quelques mois. C'était magique !

Mais lorsque j'ai attendu mon deuxième enfant, deux ans plus tard, ça a repris de plus belle. Ma varice, toujours la même, a pris de l'ampleur, et cette fois, les dégâts se sont étendus de la cheville au mollet, dès le troisième mois de grossesse.

Pour s'assurer que je ne risquais pas une phlébite, le phlébologue m'a envoyée faire un écho-Doppler. Le diagnostic a montré un reflux de la veine saphène. Je devais attendre l'accouchement avant de traiter le problème. Secrètement, j'espérais que ma varice disparaîtrait, comme à la première grossesse. J'ai accouché sous césarienne et suis restée alitée une semaine. On me faisait des piqûres d'anticoagulants,

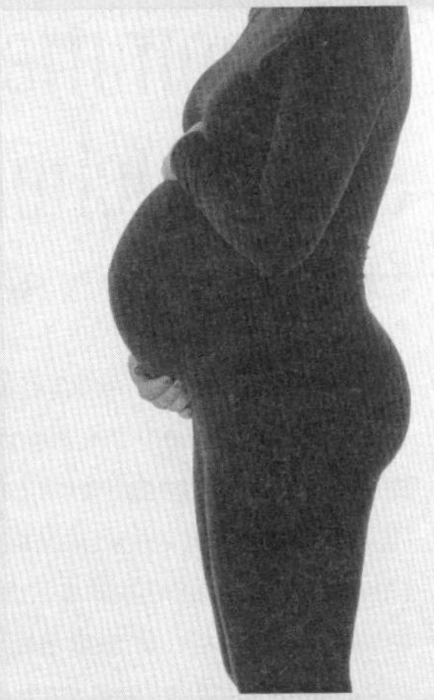

contre les risques de phlébite. Neuf mois après l'accouchement, ma varice était toujours là. L'été, je n'osais plus mettre de robe ou de jupe. J'ai consulté un angiologue qui m'a conseillé le stripping (voir page 90).

L'hospitalisation a duré 24 heures. L'opération en elle-même a été très rapide, sous anesthésie générale. Au réveil, je n'avais pas mal, mais j'ai souffert au moment où l'on a changé mes pansements, puis lorsque j'ai voulu me lever. Pour repartir chez moi, je n'ai pas pu rentrer dans mes chaussures, mon pied et ma jambe étant entièrement bandés. J'ai gardé cette bande pendant un mois, sauf la nuit. Et pendant une semaine, j'ai eu une piqûre d'anticoagulants tous les jours.

Aujourd'hui, je n'ai plus de varices. Mais je fais scléroser (voir page 88) mes varicosités sur les mollets. C'est purement esthétique. Mon angiologue me recommande de faire du sport, mais, avec deux enfants en bas âge, ce n'est pas simple ! » ■

Les hommes peuvent-ils être touchés ?

Les hommes se soignent moins

Les varices ne sont pas le privilège des femmes, mais les hommes cachent ces imperfections sous leurs pantalons et tardent à consulter un spécialiste. 40 % des hommes[1] ont des problèmes veineux et, vers la quarantaine, un homme sur quatre a des varices. Mais ils ferment les yeux et ne consultent un phlébologue qu'à la dernière minute, lorsque cela va très mal, généralement beaucoup plus tardivement que les femmes : au stade de l'ulcère de peau ou de l'eczéma variqueux.

Pourtant, plus la maladie veineuse est dépistée tôt, plus on peut en ralentir l'évolution. « Dans l'inconscient masculin, la maladie veineuse est une maladie de sang, cela les fait penser aux règles, donc c'est une maladie de femmes », analyse Jean-Patrick Benigni, secrétaire général de la Société française d'angéiologie. « L'homme feint de ne rien sentir, et dissimule ses varices derrière ses poils et sous ses pantalons », ajoute l'angiologue.

REPÈRES

Messieurs, économisez vos veines

Vous pourriez en avoir besoin en cas de pontage ! Ceci est tout à fait sérieux. Aujourd'hui, les grandes autoroutes veineuses superficielles servent de possibles greffons, alors n'exigez pas du chirurgien d'enlever vos petites varices, elles pourraient vous être utiles. Plutôt qu'un stripping, portez des chaussettes de contention.

Pourtant, ils sont autant exposés par leurs métiers qui, souvent, les obligent à piétiner ou à rester debout pendant de longues heures (boulangers, travailleurs en usine, maîtres d'hôtel, stewards aériens, etc.). Mais les choses sont en train de changer. Car la nouvelle génération – les moins de 40 ans – est plus sensible à son image et à sa santé. Pour preuve, les magazines masculins consacrés à ces sujets. Ces messieurs n'ont plus besoin d'être poussés par leurs épouses ou leurs compagnes pour franchir la porte d'un phlébologue.

À quel âge est-il touché ? En général, à partir de 40 ans, soit dix à quinze ans plus tard qu'une femme, parce qu'il n'a pas subi les bouleversements hormonaux de la grossesse.

- 23 % des hommes entre 40 ans et 50 ans ;
- 50 % des hommes entre 50 et 60 ans ;
- 65 % des hommes de plus de 60 ans.

Source

(1) Étude d'Édimbourg. Publiée dans la revue *Phlebology*, 1997.

Quelle prévention ? Les chaussettes de contention de classes I et II sont efficaces pour éviter les problèmes veineux. Aujourd'hui, elles imitent parfaitement la paire de chaussettes normales, et sont remboursées par la Sécurité sociale (sur prescription). ■

QUELQUES CHIFFRES

- 40 % d'hommes présentent une insuffisance veineuse, pour 60 % de femmes.
- 23,7 % des quadragénaires ont des varices.
- Une atteinte du réseau veineux profond est deux fois plus fréquente chez l'homme que chez la femme (22 % contre 11 %).
- 60 % des hommes atteints d'une insuffisance veineuse et travaillant debout développent des œdèmes, et 3,3 % développent un ulcère variqueux.
- Pourtant, seulement 13,6 % des hommes vont consulter.

Et les personnes âgées ?

Ne pas laisser ses varices vieillir

La sévérité de la maladie veineuse chronique augmente avec l'âge, surtout si vous ne vous êtes pas bien occupé de vos varices.

L'ÂGE EN SOI N'EST PAS UN FACTEUR AGGRAVANT de la maladie veineuse, c'est plutôt l'ancienneté de l'évolution de la maladie qui est en cause. En vous soignant, vous reculez l'échéance des problèmes plus sérieux.

▶ Généralement, les troubles veineux commencent dès le plus jeune âge, le facteur héréditaire jouant un rôle primordial, et ils peuvent évoluer tout au long de la vie s'ils ne sont pas pris en charge : premières varicosités ou varices à l'adolescence, vers 25 ans, ou à la grossesse ; varices étendues sur toute la jambe vers 40-50 ans ; et ulcère variqueux après 60 ans. Voilà pourquoi la grande majorité des ulcères de jambes touchent les 70-80 ans.

▶ Si vous avez soigné vos varices, les voies de circulation sanguine sont redevenues proches de la normale. L'évolution de la maladie est ralentie et les risques de complication fortement réduits. « Les problèmes diminuent ou s'interrompent lorsque le flux sanguin est moins fort, généralement au-delà de 65 ans, car la pulsion cardiaque est moins puissante. La circulation sanguine est alors moins active », explique le docteur Philippe Griton, phlébologue.

UNE CIRCULATION SANGUINE MOINS ACTIVE, donc moins de problèmes veineux ?

▶ Tout dépend si vous vous êtes soigné efficacement ou non. Car le tissu veineux se fatigue avec l'âge, et les tissus sont mal oxygénés à cause de la stase veineuse. Tout cela fait le lit des dégâts.

CHEZ LES PLUS DE 65 ANS, FEMMES ET HOMMES SONT-ILS LOGÉS À LA MÊME ENSEIGNE ?

▸ La parité revient avec l'âge. Même si les problèmes veineux apparaissent plus précocement chez les femmes (à cause des grossesses ou parce qu'elles consultent un médecin plus tôt pour leurs varices), les hommes les rejoignent vers 70 ans. « Parce qu'ils laissent volontiers vieillir leurs varices ! », lance le docteur Griton.

L'artérite

Si les douleurs de jambe ne disparaissent pas à la marche, il peut s'agir d'un problème d'artère (rétrécissement d'une artère). Dans ce cas, la douleur cesse dès que l'on s'arrête de marcher.

PEUT-ON SE DÉCOUVRIR UNE MALADIE VEINEUSE À 60 ANS ?

▸ C'est très rare. La maladie veineuse peut être plus ou moins évolutive selon les facteurs héréditaires, le métier que l'on a exercé et la vie qu'on a menée. Mais les déclenchements tardifs de la maladie, après 60 ans, ne sont pas légion.

COMMENT SOIGNER SES VARICES QUAND ON EST ÂGÉ ?

▸ Certaines personnes âgées ont tendance à se replier sur elles-mêmes et deviennent très sédentaires. Elles aggravent ainsi leur maladie.

▸ Marchez, nagez, faites des petits exercices de gymnastique ou du vélo d'appartement si votre corps vous le permet. Pas de gros efforts, mais une petite activité. L'ennemi des varices, c'est l'immobilité.

▸ Dormez avec les jambes surélevées, portez une contention légère (superposez deux contentions de classe I, plutôt qu'une seule de classe II, pour faciliter l'enfilage) et adoptez une bonne hygiène cutanée (bains de pieds et « crèmes de soins ») : car avec l'âge, la peau se dessèche et se défend mal. ■

S'agit-il d'une maladie héréditaire ?

C'est le facteur le plus important

Pour la maladie veineuse, le caractère familial est incontestablement le facteur de risque le plus élevé. On a neuf fois plus de risque de développer une maladie veineuse chronique si nos deux parents sont insuffisants veineux. La donnée est largement établie par les enquêtes épidémiologiques qui font apparaître des antécédents maternels chez 40 à 60 % des patients. Pis : les varices empruntent le même trajet sur les jambes des enfants que sur celles de leurs parents (mais seulement dans des cas très rares).

▸ La maladie veineuse peut se transmettre directement de mère à fille, de père à fils ou, à l'inverse, de père à fille et de mère à fils. Elle peut aussi sauter une génération. Pas sectaire, mais un peu sexiste : l'hérédité se transmet plus volontiers entre femmes qu'entre hommes.

SELON UNE ÉTUDE FRANÇAISE[1] PORTANT SUR 134 FAMILLES, lorsque les deux parents sont variqueux, environ 90 % des enfants le sont : 87 % des garçons, 91 % des filles. Quand un seul parent est atteint, environ 45 % des enfants le sont.

▸ Plus la maladie veineuse est grave chez la mère, plus elle le sera chez ses descendants. Les filles ayant les troubles veineux les plus évolués sont celles dont les mères ont les stades cliniques les plus graves : il y a un véritable effet miroir entre la mère et sa fille.

Étude

(1) Étude clinique réalisée en 1995 auprès de 134 familles (67 cas de varices et 67 cas témoins) par les Associations de formation continue en angiologie de Paris et de l'Ouest parisien.

► Heureusement, le diagnostic est aujourd'hui plus précoce car la fille consulte plus tôt que sa mère ne l'a fait. Il est donc possible de prendre en charge la maladie assez tôt pour retarder son évolution. C'est justement en connaissant son caractère héréditaire qu'on peut mieux combattre la maladie veineuse : en anticipant et en respectant des conseils de prévention.

Pas juste !

Dans le cas où l'un des parents est variqueux, les filles sont plus exposées que les garçons : 62 % contre 25 %.

DE QUOI HÉRITE-T-ON ?

► Généralement, d'une certaine faiblesse de la paroi veineuse ou des valvules (ces clapets anti-reflux qui empêchent le sang de redescendre vers les pieds) ou encore d'un nombre insuffisant de valvules.

► Chez certaines personnes, il peut exister des anomalies héréditaires des facteurs de la coagulation, ce qui se traduit par une facilité à faire des caillots de sang. Plusieurs personnes d'une même famille peuvent en effet présenter ces anomalies sanguines. Tout patient ayant fait une phlébite doit donc rechercher dans sa famille (parents et enfants) des antécédents de phlébite. Comment peut-on diagnostiquer ces anomalies ? Tout simplement par une prise de sang dans un laboratoire spécialisé. ■

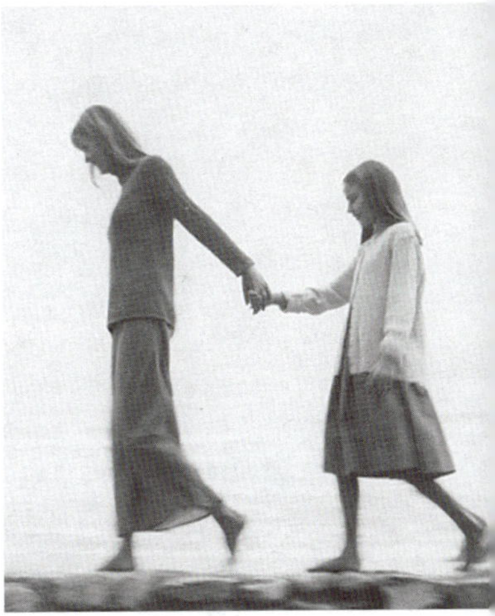

Telle mère, telle fille ?

Le point de vue d'un spécialiste

ENTRETIEN
François-André Allaert, épidémiologiste au CHU de Dijon, et président délégué de la Société française d'angéiologie.

Pour François-André Allaert, épidémiologiste au CHU de Dijon, et président délégué de la Société française d'angéiologie, le caractère héréditaire de la maladie veineuse ne fait aucun doute. L'effet miroir est flagrant entre une mère et sa fille.

Quelle est l'importance du facteur héréditaire dans cette maladie ?

F.-A. A. : C'est un facteur capital et connu depuis longtemps. Mais une récente enquête familiale[1] a permis d'affiner les connaissances : dans 49 % des cas, un des enfants au moins présente un trouble veineux avec un sex-ratio toujours très en faveur des filles. Les filles ayant les troubles veineux les plus développés sont celles dont les mères ont les stades cliniques les plus avancés.

L'hérédité joue-t-elle plus pour les femmes que pour les hommes ?

F.-A. A. : On sous-estime la maladie veineuse chez l'homme. Aujourd'hui, parmi ceux qui consultent un phlébologue ou un angiologue, il y a 15 % d'hommes, contre 5 à 6 % il y a dix ans. Même les hommes commencent à s'occuper de leurs jambes. L'hérédité joue aussi pour eux, mais aucune étude épidémiologique n'a été menée auprès des hommes insuffisants veineux.

Vers quel âge les filles exposées au risque héréditaire développent-elles la maladie ?

F.-A. A. : Il y a une forte corrélation entre l'âge auquel surviennent les troubles chez l'enfant et chez la mère.

Ils sont même plus précoces chez la fille, et, à âge égal, l'intensité des troubles est plus forte chez la fille que chez sa mère. La précocité des troubles est liée au fait que les jeunes femmes s'en préoccupent dès l'apparition des premiers signes. Parce que la prévention et la prise en charge se sont améliorées. Les femmes d'aujourd'hui prêtent plus d'attention aux maladies veineuses, et la minijupe y est pour beaucoup ! À 40 ans, une femme supporte mal d'avoir les jambes abîmées. Avant, les varices étaient vécues comme une fatalité.

Quel est le rôle du médecin de famille ?

F.-A. A. : Il est primordial. C'est lui qui suit les parents et leurs descendants. Il connaît les antécédents veineux, peut dépister et prescrire un traitement pour ralentir ou limiter la rapidité d'évolution de la maladie. ■

REPÈRES

La transmission de la maladie mère-fille[1]

(selon les manifestations cliniques de la maladie)

- C1 : mère 21,3 % fille 43,8 %
- C2 : mère 36,5 % fille 56,8 %
- C3 : mère 23,5 % fille 60,3 %
- C4 : mère 11,8 % fille 69,1 %
- C5 : mère 5,2 % fille 69,1 %
- C6 : mère 1,6 % fille 69,1 %

(C1 : télangiectasies – varicosités –, C2 : varices, C3 : œdème, C4 : troubles trophiques d'origine veineuse (pigmentation, eczéma veineux), C5 : troubles trophiques avec ulcère cicatrisé, C6 : troubles trophiques avec ulcère actif.)

(1) Enquête épidémiologique menée en 2000 auprès de 4 294 femmes, à l'instigation du laboratoire Beaufour Ipsen Pharma.

Quels sont les signes annonciateurs ?

Lourdeurs, fourmillements, etc.

Vous avez l'impression que vos jambes pèsent 100 kg ? C'est l'un des premiers signes.

► La sensation de jambes lourdes est généralement le premier symptôme de l'insuffisance veineuse. La paroi de la veine souffre et perd sa tonicité, à cause de la dégradation des fibres collagènes et des fibres musculaires lisses qui la forment. Résultat : la dilatation des veines superficielles et l'apparition de varices.

À savoir

Attention au gant de crin qui provoque un afflux sanguin, qui inonde les vaisseaux et les fait éclater.

Si rien n'est fait pour traiter ces troubles, les valvules n'arrivent plus à jouer leurs rôles d'écluses, le sang stagne dans les jambes et les varices s'aggravent. Cette stagnation du sang au niveau des capillaires peut provoquer un gonflement de la jambe (œdème).

► Les autres manifestations cliniques sont les varicosités, les varices, la dermite ocre (pigmentation cutanée) et l'hypodermite (voir définition dans le lexique, page 110), l'eczéma variqueux et l'ulcère. La maladie veineuse est alors indéniable.

QUATRE SYMPTÔMES :

► Les douleurs associées à une sensation de lourdeur ou de chaleur des jambes ;

► Les crampes ;

► Les gonflements en fin de journée ;

► Les fourmillements.

Alors, comment prévenir, plutôt que guérir ?

▸ En consultant votre médecin généraliste ou un phlébo-angiologue dès l'apparition des premiers symptômes, même si vous êtes très jeune.

▸ Si vous faites un métier qui vous oblige à rester longtemps en position debout et que l'un de vos parents est insuffisant veineux, réagissez dès l'apparition des premiers symptômes.

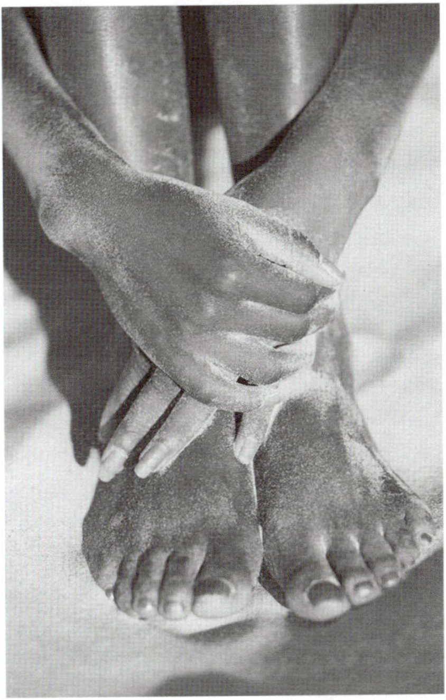

▸ Les varicosités, ces petits vaisseaux bleutés ou rouges apparents sous la peau et assez inesthétiques, traduisent un désordre de la circulation veineuse, mais n'évoluent pas forcément vers des varices.

Seul un examen clinique permet de déceler si ces varicosités sont associées à une insuffisance veineuse. Ralenti dans sa progression et soumis à une forte pression, le sang trouve une sorte d'itinéraire bis et les petits vaisseaux éclatent. Les varicosités sont, en quelque sorte, le « Bison futé » du reflux sanguin. ■

Ça fait mal ?

La douleur, première manifestation

Chez le phlébologue, 54 % des patients qui consultent se plaignent d'une douleur veineuse. Elle est souvent la première manifestation de la maladie veineuse chronique. C'est pourquoi il faut la prendre au sérieux.

En fait, il y a différents maux de jambes :

- Une sensation de lourdeur ;
- Des fourmillements ;
- Des crampes ;
- Une sensation de jambes « bouillonnantes » ;
- Une douleur diffuse, sourde, qui pourrait être comparée à une douleur d'origine viscérale : pénible car très présente, sans être forcément insoutenable ;
- Une douleur aiguë sur un point précis de la jambe : dans ce cas, il s'agit souvent d'une phlébite superficielle (un caillot de sang qui bouche la veine).

Comment la reconnaître ?

- La douleur de la maladie veineuse chronique est assez caractéristique : elle survient lors d'une immobilité prolongée, en position debout ou assise (en avion, en voiture, dans une salle de spectacle ou dans les magasins, par exemple).
- Elle commence en fin de matinée, s'accentue tout au long de la journée pour atteindre son paroxysme en fin de journée. Elle se calme pendant la nuit : tout simplement parce que vous n'êtes plus debout. C'est mécanique : moins le sang stagne dans la veine, moins vous souffrez.
- On l'a vu, on a plus fréquemment mal par temps chaud et humide, donc en été plus souvent qu'en hiver.
- La douleur veineuse est soulagée par la marche ; c'est

le contraire pour la douleur d'origine artérielle (celle-ci diminue lorsqu'on ne marche plus).

OÙ SE SITUE LA DOULEUR ?

▶ Elle peut être diffuse ou, au contraire, suivre exactement le trajet d'une veine superficielle, le plus souvent dilatée et variqueuse. Dans ce cas, cette douleur traduit alors soit une simple inflammation de la veine, soit une phlébite constituée.

QUELLE EST SON INTENSITÉ ?

▶ Nous sommes tous plus ou moins douillets, mais répétons-le, l'intensité de la douleur veineuse a une caractéristique irrévocable : elle grandit au fil de la journée. Elle évolue par vagues, avec des périodes plus ou moins pénibles.

▶ Paradoxalement, au fur et à mesure de l'évolution de la maladie, la douleur veineuse tend à diminuer. Mais attention : cela ne signifie pas que la maladie s'améliore.

EST-CE QUE L'ON S'Y HABITUE ?

▶ Oui. Cela pourrait s'expliquer par une incapacité des terminaisons nerveuses de la paroi veineuse à transmettre le signal douloureux lorsque la veine est trop abîmée ou trop dilatée. Les personnes souffrant depuis longtemps en ressentent donc souvent moins les symptômes. C'est pourquoi les personnes âgées consultent moins fréquemment que les patients aux problèmes veineux récents. ■

REPÈRES

Les autres origines du mal de jambes

Attention, le mal de jambes n'est pas toujours d'origine veineuse : il peut s'agir d'un problème lombaire. Une sciatique provoque des élancements dans la jambe, des crampes ou une douleur sourde et diffuse. Quant aux crampes nocturnes, il faut savoir qu'elles peuvent avoir plusieurs origines, parmi lesquelles une anomalie de la semelle plantaire (pieds plats en particulier) ou encore une consommation excessive de vin blanc !

Comment essayer de bien vivre avec ses varices

Fini les complexes !

Une femme ou un homme de 40 ans supporte mal d'avoir les jambes abîmées. Les varices ne font pas seulement souffrir, elles altèrent aussi l'image de soi. Une enquête de l'Institut Louis-Harris, menée en 2002 auprès d'une cinquantaine de femmes souffrant d'insuffisance veineuse et ayant consulté leur médecin, révèle une forte dépréciation de l'image corporelle et de l'estime de soi, accompagnée d'une certaine résignation. Car la souffrance veineuse est chronique et, au final, elle est vécue comme une fatalité.

La représentation qu'ont les femmes de leur apparence physique est dégradée. Elles ont le sentiment que leur pouvoir de séduction est diminué à cause de leurs jambes abîmées. D'autant que les jambes sont connotées comme un élément majeur de séduction dans les sociétés occidentales. En clair, elles n'osent plus les montrer. Y compris à leur conjoint. Et encore moins sur la plage ou en portant une jupe courte.

▸ Car les signes physiques de la maladie veineuse sont rapidement apparents : varicosités, jambes ou chevilles gonflées, varices. Cette dégradation de leur image peut se transformer en obsession. Les troubles de l'humeur, caractérisés par l'irritabilité et l'agacement, accompagnent souvent la dévalorisation de soi.

▸ Certains troubles vont jusqu'à la dépression. Selon cette étude, la moitié des femmes ayant des troubles veineux ont du mal à s'endormir et prennent des cachets hypnotiques. Cette souffrance physique et morale s'accompagne progressivement d'un isolement social.

QUE FAIRE ?

À chaque effet inesthétique son traitement, sans oublier une bonne hygiène de vie :

▶ Contre les petites varicosités, ces vaisseaux bleus ou rouges qui font ressembler vos jambes à une carte routière, il y a la microsclérothérapie. En injectant un produit sclérosant dans les veinules, elles disparaissent.

▶ Contre les varices, ces cordons bleus visibles à la surface de la peau, il y a la sclérothérapie, et, selon la gravité des varices, la chirurgie, le laser ou le *Vnus Closure*® (ces deux nouvelles techniques sont plus onéreuses, mais elles ne nécessitent pas une hospitalisation).

▶ Pour lutter contre les œdèmes, il existe enfin, des médicaments veinotoniques, ainsi que des chaussettes, collants, ou bas de contention. ■

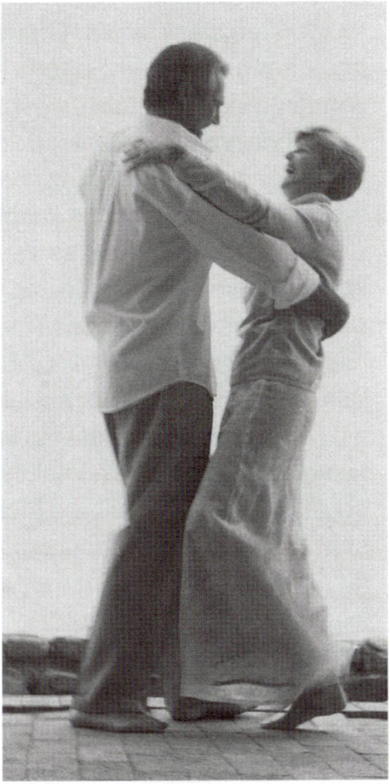

Le saviez-vous ?

En latin, le terme «varix» signifie tordu. Pas étonnant que ceux ou celles qui ont des varices vivent souvent mal ce problème inesthétique !

Un handicap qui peut être social

Ces veines qui nous isolent

Le retentissement de la maladie veineuse sur la vie quotidienne et sociale est peu reconnu. Si on peut les soigner, en revanche on ne guérit jamais ses veines malades. C'est une maladie de toute une vie. Elle évolue soit par poussées aiguës, soit progressivement, mais toujours en s'aggravant. On vit avec tous les jours, elle nous accompagne et peut franchement nous empoisonner la vie. Elle nous empêche de nous promener ou de jouer avec nos enfants, de sortir, de faire la fête, elle nous fait souffrir au travail, et nous oblige à porter des pantalons pour masquer nos varices.

Les douleurs de jambes, les varices et, dans les cas les plus compliqués, les ulcères de jambes, ont des conséquences psychologiques, fonctionnelles et sociales évidentes. Progressivement, cela affecte les relations familiales, professionnelles et sociales. Lorsque cette douleur est liée au travail, les patients la vivent comme une injustice et la supportent d'autant moins bien. Dans ce cas, la douleur devient une maladie professionnelle et les patients sont alors souvent à la recherche de stratégies pour faire face à ce quotidien insupportable : ils se tournent vers leur médecin plutôt que vers leur entourage. Le risque, c'est l'isolement dans une douleur qui reste une expérience solitaire.

La maladie veineuse retentit aussi de manière significative sur les actes de la vie quotidienne et de la vie sociale.

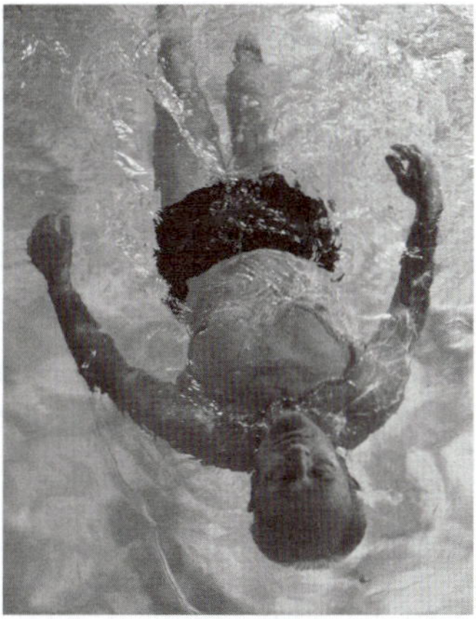

Les femmes, qui sont les plus touchées par le problème de varices, en souffrent d'autant plus. Environ 20 % des femmes souffrant de troubles veineux[1] déclarent avoir réduit la fréquence avec laquelle elles font leurs courses, leur ménage et la fréquence de leurs sorties en ville ou chez des amis. La maladie veineuse peut constituer un véritable handicap.

▸ Au vu de ces chiffres, n'est-il pas déplacé de parler de pathologie de confort ? D'autant que la maladie veineuse affecte inégalement les couches sociales, les plus défavorisées étant souvent les plus touchées, notamment à cause des métiers exercés qui sont des facteurs de risque parce qu'ils exigent souvent de rester de longues heures debout ou assis.

▸ Le regard porté sur la maladie veineuse a souffert d'une image un peu sexiste, les varices étant considérées comme une maladie de femmes, ce qui est faux (voir page 52). La prise de conscience actuelle – notamment grâce aux nombreux hommes concernés – va-t-elle contribuer à casser ce tabou ? Et aider les insuffisants veineux à sortir de leur isolement grâce à la reconnaissance de leur maladie ? ■

(1) Enquête auprès de 1 065 femmes. *Conséquences médico-sociales de l'insuffisance veineuse sur la vie quotidienne des femmes. Angéiologie.* Allaert, Verrieres, Urbinelli. 1998.

Quels sont les métiers à risque ?

Un handicap professionnel

Les arrêts de travail liés à la maladie veineuse chronique coûtent environ trois cents millions d'euros par an. Le paradoxe : c'est souvent le travail qui déclenche ou aggrave les problèmes de circulation sanguine.

En effet, tous les métiers qui s'exercent plus de six heures d'affilée debout ou qui nécessitent une position assise prolongée présentent un risque face aux problèmes veineux : les infirmières, les coiffeurs, les puéricultrices, les garçons de café, les cuisiniers, les chauffeurs, les livreurs, les serveuses, les vendeurs, les maîtres d'hôtel, les boulangers-pâtissiers, les ouvriers en usine, etc.

Neuf femmes sur dix ont un métier à caractère aggravant. Cette injustice sociale se double d'une injustice entre les deux sexes puisque neuf femmes sur dix ont un métier les exposant à des facteurs de risque.

▸ Une étude conduite sur environ un millier de femmes[1] exerçant une activité professionnelle fait effectivement apparaître que 89 % d'entre elles ont un métier favorisant la survenue de leur maladie veineuse ou l'aggravant : la moitié a une activité sédentaire, l'autre moitié travaille debout, souvent dans une atmosphère surchauffée (or, pour éliminer la chaleur, le corps dilate ses vaisseaux, ce qui rend les veines moins toniques). Ces différents facteurs de risque se cumulent souvent chez une même femme.

Changer de métier ? Interrogées sur les possibilités de modifier l'ergonomie de leurs conditions de travail, 91 %

QUELQUES CHIFFRES

Taux d'exposition des femmes dans leur travail aux facteurs favorisant un risque veineux

- Chaleur : 20,9 %
- Sédentarité : 49,5 %
- Travail debout : 70,7 %

Fréquence des arrêts de travail en fonction du stade de la maladie veineuse

- Varices : 1,5 %
- Œdèmes veineux : 3,9 %
- Troubles trophiques : 11,3 %
- Ulcères variqueux : 13,8 %

des femmes répondent qu'à moins de changer de métier, elles ne peuvent pas faire grand-chose pour échapper au risque. En effet, parmi ces femmes, beaucoup ont un niveau de formation les ayant dirigées vers des métiers à risque : vendeuses, caissières, coiffeuses, serveuses, employées de collectivités, etc.

Quelle gêne ?

▸ Près de 3 % des personnes souffrant d'insuffisance veineuse pourraient être amenées à partir en préretraite du fait de l'aggravation de leurs troubles au cours de leur carrière.

▸ L'étude menée auprès des femmes montre que l'insuffisance veineuse augmente la pénibilité du travail de 26,8 %. Et la majorité considère que leur métier a aggravé leurs troubles veineux, 9 % pensent même qu'il en est l'origine. ■

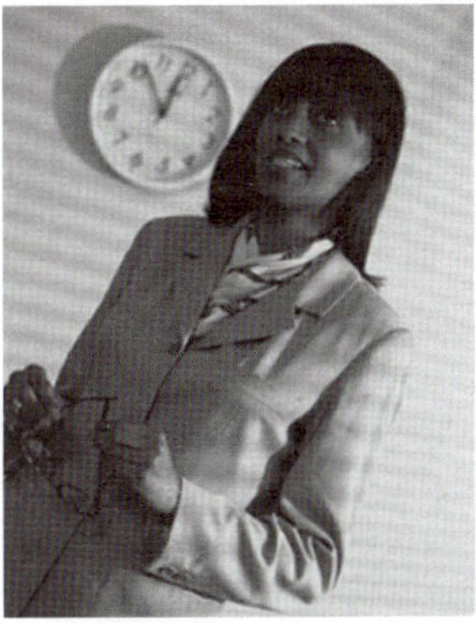

(1) *Conséquences médico-sociales de l'insuffisance veineuse sur la vie quotidienne des femmes. Angéiologie.* Allaert, Verrieres, Urbinelli. 1998.

« Un abus des bonnes choses de la vie »

Le témoignage d'Alain, barman

Alain a 46 ans. Ses varices, cela fait vingt ans qu'il vit avec. Il a été opéré à l'âge de 25 ans. Aucun antécédent familial, juste un métier et un mode de vie à risque : barman, joueur de hockey et de tennis, fan de musculation, amateur de plats épicés, souvent bien arrosés. Un cocktail détonant. Et tous les ingrédients pour développer une maladie veineuse.

« **J'avais 25 ans quand on m'a enlevé mes deux veines** saphènes internes. Depuis des années, j'avais les jambes lourdes, je vivais avec. Puis, j'ai eu des varices, et je ne m'en suis pas occupé. Mais un jour, mes jambes ont doublé de volume, et je ne pouvais plus marcher. Je suis allé directement aux urgences de l'hôpital Saint-Michel, à Paris. J'avais une thrombose. Ils m'ont opéré dans la foulée. Dans la famille, il n'y avait aucun antécédent de maladie veineuse. Depuis mon stripping, il y a vingt ans, je porte tout le temps des chaussettes de contention. Ce n'est pas très esthétique, mais, franchement, sous les pantalons, ça ne se voit pas. Et j'y suis tellement habitué, que je ne sens plus la compression sur mes jambes. Je n'ai pas voulu changer complètement mon mode de vie : je suis resté barman de boîte de nuit parce que j'aime mon métier. Mais c'est vrai, j'ai posé ma crosse de hockey et ma raquette de tennis. Je ne mange plus de plats trop épicés, et je ne bois que très modérément. J'adore les vacances dans les pays chauds : quand j'y vais, je passe mon temps dans l'eau. D'ailleurs, la natation, c'est conseillé pour mes varices.

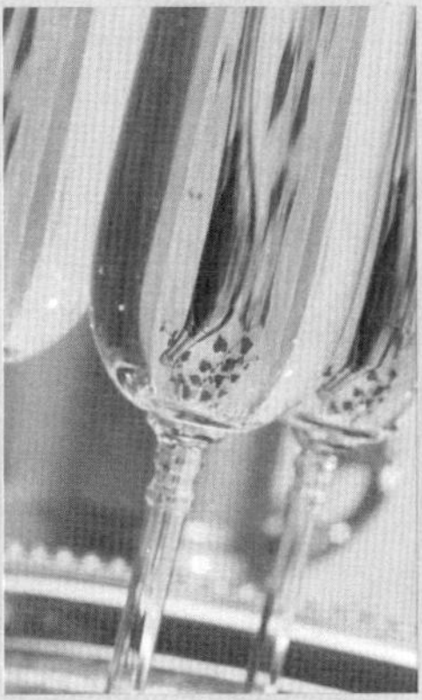

J'ÉVITE DE RESTER DEBOUT TROP LONGTEMPS, même si, la nuit, derrière mon bar, je ne peux pas vraiment m'asseoir. En fait, je crois que je me suis habitué à mes jambes lourdes et à la douleur. Je vis avec. C'est simple : mes jambes gonflent si j'abuse de la vie. Alors, j'essaie de faire attention, je respecte une certaine hygiène de vie. Je suis suivi par une angiologue, mais j'essaie de la voir le moins souvent possible ! Pour moi, les varices, c'est plutôt un abus des bonnes choses de la vie ! » ■

REPÈRES

Rendre les veines plus « coulantes »

Le traitement des phlébites, comme celui de toutes les maladies dans lesquelles un caillot de sang s'est formé, repose sur les anticoagulants, qui fluidifient le sang. Dès les premières heures de la formation du caillot, les traitements les plus efficaces sont les héparines de bas poids moléculaire (HBPM) et de nouvelles molécules de synthèse. Dotés de propriétés anticoagulantes, ces médicaments s'injectent par une piqûre sous-cutanée peu douloureuse. Ils peuvent être prescrits à titre préventif en cas de risque de phlébite, lorsqu'on est alité ou que l'on a une jambe dans le plâtre, par exemple. Les personnes sous anticoagulants doivent souvent porter des bandes, des collants ou des chaussettes de contention. À titre d'appoint, en préventif ou en curatif.

Les conseils d'une angiologue

Quinze leçons à retenir

Une bonne hygiène de vie a une influence sur le développement des varices. C'est pourquoi quelques gestes de la vie quotidienne permettent d'éviter les complications de la maladie variqueuse. Voici les conseils du docteur Michèle Cazaubon, secrétaire générale de la Société française d'angéiologie.

1. Marchez tous les jours pendant au moins une demi-heure avec de bonnes chaussures et des talons pas trop hauts (5 centimètres maximum).

2. Empruntez les escaliers plutôt que de prendre systématiquement l'ascenseur.

3. Au travail ou en avion, bougez vos chevilles et vos jambes. Ne restez pas trop longtemps debout ou assis dans la même position.

4. Pratiquez une activité physique douce (natation, vélo, gymnastique, ou simplement marche à pied).

5. Si vous faites du jogging, courez sur terrain souple, plutôt que sur du bitume.

6. Évitez les sports avec des à-coups comme le tennis, le squash, le volley. L'haltérophilie bloque le diaphragme et freine la circulation sanguine de retour. Le rugby et le hockey ne sont pas recommandés en raison des chocs répétés sur le trajet des veines, de même que le canoë-kayak (à cause de la position) ou la course automobile (à cause de la chaleur).

7. Évitez les oreillers sous les jambes : à la longue, vous pourriez vous faire mal au dos.

8. Surélevez légèrement vos jambes lorsque vous êtes en position allongée (et pourquoi pas des cales sous les pieds du lit pour la nuit ?).

9. Rafraîchissez vos jambes en fin de journée sous la douche, dans un bain tiède (évitez l'eau très froide), ou avec des crèmes rafraîchissantes.

10. Massez vos jambes de la cheville au genou, c'est-à-dire dans le sens du retour veineux.

11. Ne portez pas de vêtements ou de ceintures trop serrés, ni de chaussettes qui compriment le haut du mollet. Les bas qui s'arrêtent à mi-cuisse ne sont pas contre-indiqués. Attention à « l'effet chaleur » des bottes, notamment les bottes fourrées.

12. N'abusez pas des boissons alcoolisées et des plats épicés qui sont des vasodilatateurs.

13. Fini les bains de soleil prolongés, les bains chauds, le sauna, le hammam et le chauffage par le sol…

14. Lorsque vous visitez un musée, lorsque vous faites du jogging ou lorsque vous devez rester longtemps debout, pensez à porter des chaussettes ou collants de contention.
Quand vous êtes assis, ne croisez pas les jambes.

15. Attention aux kilos en trop, ainsi qu'à la constipation. ■

REPÈRES

La Société française d'angéiologie

Fondée en 1947, la SFA a pour but d'étudier toutes les questions concernant les maladies vasculaires, de sensibiliser le grand public à ces maladies, de militer pour la reconnaissance de cette spécialité et de former à l'angéiologie des médecins français ou étrangers.
www.sfa-online.com. Dr Michèle Cazaubon – Tél. : 01 47 27 10 63.

Comment faire établir un diagnostic ?

Mal aux jambes : qui consulter ?

Faut-il d'abord consulter son médecin généraliste ou directement un angio-phlébologue ? Si vous avez un médecin de famille, la chronologie idéale serait de le consulter avant de pousser la porte du spécialiste. Car il connaît sans doute vos antécédents familiaux et, comme la maladie veineuse a un caractère héréditaire certain, cela peut faciliter une prise en charge précoce, dès les premiers symptômes. Il vous orientera ensuite vers un angio-phlébologue.

DANS LA PRATIQUE, les choses ne se passent pas forcément ainsi. Tout d'abord parce que tout le monde n'a pas un médecin de famille, ensuite parce que les populations des grandes villes ont le réflexe de s'adresser à un spécialiste dès qu'elles rencontrent un problème de santé. Ne vaut-il pas mieux se tourner vers le bon Dieu plutôt que vers ses saints ? « Statistiquement, les patients venus faire un écho-Doppler me sont adressés par un collègue généraliste. Mais une grande majorité de gens qui souffrent d'une mauvaise circulation veineuse viennent spontanément dans mon cabinet », constate Christian Hugue, phlébologue en région parisienne.

QUE FAIT L'ANGIO-PHLÉBOLOGUE ? Ses outils pour établir son diagnostic sont multiples : par un interrogatoire, il tente de trouver l'éventuelle traçabilité familiale de la maladie et de comprendre quand elle a véritablement démarré. Vient ensuite l'examen clinique : par simple palpation (vous êtes debout), le médecin peut apprécier l'état du réseau veineux superficiel et notamment discerner les veines saines (non palpables) des veines malades : celles qui sont plus ou moins dilatées et accompagnées ou non de varices constituées. Il « tapote » parfois sur les veines afin de mobiliser le flux sanguin et voir où il a du mal à trouver sa voie. Puis, grâce à son appareil écho-Doppler, il visualise vos artères et vos veines. Il peut mesurer la taille de la veine, évaluer le fonctionnement des valvules, savoir s'il existe ou non un reflux de sang dans la veine.

C'est à l'issue de ces différents examens qu'il peut dessiner la cartographie de votre réseau veineux, faire votre bilan veineux et dresser son diagnostic.

Le diagnostic permet de prédire l'évolution de votre système veineux, compte tenu des résultats des examens, mais aussi de votre âge et de votre hérédité.

Trois cas de figure sont possibles :

- Les troubles veineux ne sont pas préoccupants et ne nécessitent pas de surveillance particulière ;
- Un début d'insuffisance veineuse avec possibilité d'aggravation impose une surveillance régulière par une visite médicale annuelle ;
- Les varices sont constituées et il faut les traiter le plus vite possible.

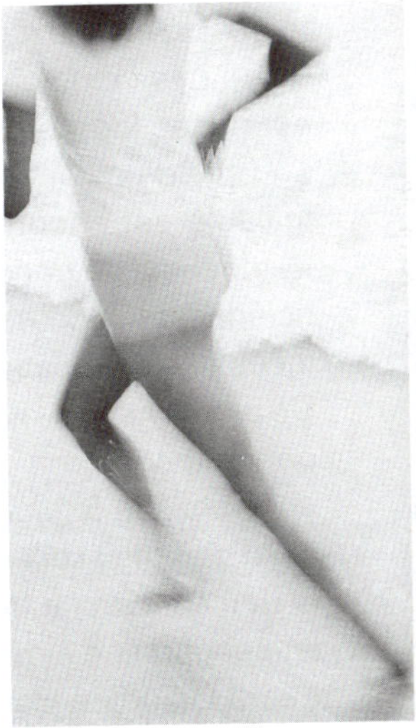

Le traitement le mieux adapté dépend du stade de votre maladie veineuse. Dans tous les cas, une bonne hygiène de vie est toujours recommandée pour préserver votre capital veineux. ■

N'hésitez pas à consulter le plus tôt possible

Une maladie trop souvent négligée

La relation médecin-patient est très importante pour le vécu de la maladie veineuse. Mais les insuffisants veineux ont parfois le sentiment que leur plainte n'est pas entendue par leur médecin.

Perçue comme un symptôme et non une maladie. « La maladie veineuse a souffert pendant longtemps de ne pas être considérée comme une maladie à part entière : une maladie de femmes et une maladie de veines. » François-André Allaert, président délégué de la Société française d'angéiologie, n'y va pas par quatre chemins : « Moins noble que les artères ! Pendant longtemps, le mal de jambes a été traité comme un symptôme, pas comme une maladie. Et la prise en charge est restée longtemps médiocre. »

▸ « Près d'un tiers des Français en souffre, mais cette maladie est encore négligée. Par ceux qui en souffrent, et qui ne consultent pas, mais aussi par les praticiens qui n'écoutent pas toujours les plaintes exprimées par leurs patients, le plus souvent des patientes. Un peu comme si avoir des varices, c'était une fatalité », poursuit-il.

▸ « Chez les femmes enceintes atteintes de varices, c'est comme si elles devaient encore accoucher dans la douleur. On ne fait pas grand-chose pour soulager leur souffrance et rendre leur grossesse confortable », décrit Claudine Hamel-Desnos, phlébologue.

▸ Même si les femmes insuffisantes veineuses commencent à venir aux collants ou bas de contention, les médecins ont encore parfois du mal à faire accepter ce traitement qui ne s'avale pas.

Les temps changent ! Des troubles veineux qui, autrefois, n'attiraient ni l'attention des gens, ni celle des médecins, ou qui étaient vécus comme une fatalité, suscitent aujourd'hui une prise en charge active, et sont traités efficacement pour prévenir leur évolution.

▸ Entre deux générations de patients, la maladie a été prise en charge beaucoup plus tôt, ce qui explique qu'il y ait moins d'évolutions dramatiques des troubles veineux vers des grosses varices et surtout vers des ulcères de jambes.

▸ Les insuffisants veineux éprouvent encore des difficultés avec leur médecin généraliste pour se faire expliquer leur maladie et leur traitement. Et tous n'ont pas le réflexe d'aller consulter un spécialiste.

Mais depuis trois ans, quelques sociétés savantes diffusent des fiches d'informations à leurs médecins adhérents, qui les remettent à leurs patients. Elles répondent, par exemple, aux questions que chacun se pose avant une opération : comment va-t-elle se dérouler, quels sont les risques, quelles sont les suites, les chances de réussite, etc.

▸ Avant une intervention chirurgicale pour des varices, vous pouvez vous procurer cette fiche auprès de votre chirurgien vasculaire.

La Société de chirurgie vasculaire a également écrit sept autres fiches sur des interventions sur les veines et les artères. En consultation, pensez à les demander au spécialiste, surtout si vous devez être endormi ou opéré.

Phlébologue ou angiologue ?

Quelle différence ?

Le mot phlébologue vient du grec *phlebos,* qui signifie veine. Le mot angiologue vient lui aussi du grec, *aggeion* signifiant vaisseau. Vaisseau, veine, quelle différence ?

L'ANGÉIOLOGIE – OU ANGIOLOGIE par déformation de la langue – est une branche de la médecine. Elle s'intéresse aux maladies des vaisseaux, d'où le terme également utilisé de médecine vasculaire. L'angéiologie concerne donc les maladies des artères, des veines et des lymphatiques (vaisseaux où circule la lymphe).

LA PHLÉBOLOGIE EST UNE SPÉCIALISATION MÉDICALE (votre médecin généraliste s'est peut-être spécialisé en phlébologie). Elle concerne uniquement les maladies des veines : la maladie veineuse chronique (varicosités, varices, troubles trophiques, ulcères), la maladie veineuse aiguë (phlébite) et les malformations congénitales.

ALORS, PAR QUI ÊTRE SUIVI ? Un angiologue ou un phlébologue ?

L'un ou l'autre, vous avez le choix.

- Ces médecins sont spécialisés dans le diagnostic et le traitement des maladies des vaisseaux.
- Par l'examen clinique et la palpation du patient qui doit se tenir debout, ils sont capables de localiser la distension des parois veineuses, et d'analyser le flux du sang en tapotant sur vos veines. Afin de les aider dans leur diagnostic, ils disposent d'un appareil

d'échographie-Doppler (voir page 80) qui leur permet de dresser une « cartographie veineuse ».

EN ALLANT CONSULTER UN PHLÉBOLOGUE OU UN ANGIOLOGUE dès l'apparition des premiers symptômes, vous améliorez vos chances de déceler de manière très précoce des troubles veineux. Et de démarrer une hygiène de vie adaptée et/ou un traitement.

- En cas de diagnostic d'une maladie vasculaire, le phlébologue ou l'angiologue travaillent en étroite collaboration avec les autres spécialistes des maladies cardio-vasculaires (cardiologues, chirurgiens ou radiologues vasculaires).
- Les progrès réalisés dans la médecine vasculaire depuis une cinquantaine d'années expliquent la disparition progressive des formes les plus graves des maladies de la circulation sanguine : on dénombre de moins en moins d'amputations chez les patients souffrant d'une mauvaise circulation sanguine des membres inférieurs (artères qui se bouchent). Quant à la maladie veineuse chronique, la fréquence des ulcères variqueux graves a, elle aussi, fortement diminué. ■

REPÈRES

La Société française de phlébologie

Créée en 1947 à l'initiative du Dr Raymond Tournay, cette association a pour but de resserrer les liens professionnels entre médecins spécialisés dans la thérapeutique des maladies des veines et de permettre de pousser plus activement l'étude de ces maladies et leur traitement.

www.sf-phlebologie.org

Contact : Patricia Le Rolland - Tél. : 01 45 33 02 71.

Quels sont les examens médicaux à faire ?

Tout savoir sur vos veines

Équipé d'un écho-Doppler, le médecin fait le diagnostic complet de votre circulation veineuse.

Le phlébologue « aux mains nues » a existé. Il n'avait que ses mains, ses yeux et ses oreilles comme outils d'examen pour établir son diagnostic. Ses mains pour palper le flux sanguin, ses yeux pour voir le trajet des veines, et ses oreilles pour écouter la circulation sanguine avec un stéthoscope. Aujourd'hui, ce spécialiste palpe toujours vos veines, fait des percussions dessus (il « tapote » sur les veines pour mobiliser le flux sanguin), et vous interroge. Mais il est désormais équipé d'un appareil qui lui permet de voir vos artères et vos veines : l'échographe-Doppler.

L'écho-Doppler : 20 000 lieux sous la peau. Cet appareil d'imagerie médicale permet un examen simple et indolore, sans risque pour le patient ou le médecin. Associé à l'examen clinique du patient, il autorise le médecin à diagnostiquer une maladie veineuse et à agir par un traitement adapté. Car n'oublions pas : plus tôt on traite l'insuffisance veineuse, plus on retarde son évolution. Mais le Doppler ne confirme la maladie que lorsqu'elle en est au stade du reflux, c'est-à-dire dans un état déjà avancé, avec des signes nets (varices visible et palpables). En cas de simples douleurs, il ne décèlera rien.

Monsieur Doppler

Doppler est le nom de l'inventeur du principe de la réflexion des ultrasons. Le mot Doppler désigne l'appareil qui sert à faire l'examen et l'examen lui-même.

▸ C'est une méthode d'exploration des vaisseaux sanguins (artères et veines) qui associe l'image (échographie) et la réflexion des ultrasons sur les globules rouges (Doppler). Le médecin déplace la sonde d'exploration sur la peau le long du trajet des artères et des veines.

▸ La réflexion des ultrasons se traduit par un son de tonalité variable en fonction de la vitesse de circulation du sang dans le vaisseau examiné. On obtient donc des courbes de vitesse qui sont enregistrées pour savoir si le sang circule bien.

À savoir

Comment différencier la circulation artérielle de la circulation veineuse ? La première est rythmée par le cœur, la deuxième par les variations respiratoires.

TOUT SUR MES VEINES. La mise au point de l'écho-Doppler a révolutionné le monde de la médecine cardio-vasculaire en permettant d'explorer des territoires jusque-là inconnus. Aujourd'hui, le médecin peut faire le bilan complet de votre circulation sanguine puisqu'il examine à la fois l'intérieur de vos vaisseaux (le sang) et leurs parois.

▸ Cet examen lui donne de précieux renseignements : trajet des veines, diamètre, qualité de leur paroi, état des valvules. Il vous dira si vos veines sont perméables (absence de caillot), si les valvules accomplissent bien leur travail de clapets, ou bien s'il existe un reflux sanguin. L'écho-Doppler permet donc de confirmer le diagnostic d'insuffisance veineuse suspectée à l'examen à mains nues. Il doit être systématiquement demandé dès qu'il existe des signes évoquant une anomalie des veines. C'est l'examen clé du diagnostic.

▸ Après ce repérage, le médecin peut faire des dessins sur vos jambes : une cartographie des veines. Elle pourra guider le traitement (sclérose ou chirurgie).

▸ Récemment, l'écho-Doppler couleur a fait son apparition : il fournit des informations encore plus précises. ■

Bas, collants et chaussettes de contention

Un arsenal thérapeutique

Pour soigner ses varices, il existe tout un arsenal thérapeutique. Intéressons-nous tout d'abord aux traitements médicaux.

La contention médicale : on a tous entendu parler de bas à varices, mot qui fait tressaillir les jeunes femmes. Pourtant, aujourd'hui, il est difficile de faire la différence avec des bas ou des collants normaux.

► De quoi s'agit-il ? La contention médicale désigne des bandes, des bas ou des chaussettes destinés à améliorer les désordres de la circulation veineuse.

► Comment ça marche ? La contention a une action mécanique : grâce à un tissage particulier, le bas, le collant ou la chaussette exercent une compression sur les veines. Objectif : éviter leur dilatation. Cette pression est dégressive : elle est forte au niveau de la cheville puis diminue au fur et à mesure que l'on s'approche du haut de la jambe.

► À quoi ça sert ? La contention diminue le calibre de la veine en la serrant et en augmentant la vitesse de circulation sanguine ; elle rétablit une circulation veineuse proche de la normale chez les personnes à varices ; elle empêche la formation de caillots au niveau des veines de la jambe (phlébite) et évite le gonflement des jambes (œdème).

► Les bas de contention ne sont pas à utiliser en permanence. En cas d'exercice physique ou de position allongée, le retour veineux se fait normalement. En revanche, une longue station assise (voyage en train, en voiture ou en avion, journée de travail derrière un bureau) ou debout (visite d'un musée, attente dans une queue, etc.) requiert de les porter.

▸ En général, une contention adaptée couvrant la jambe du pied au genou est suffisante en termes de prévention. Dans certains cas à risque (après une opération du bassin ou de la hanche, par exemple), une contention remontant jusqu'à la racine des cuisses peut être prescrite.

▸ Prise en charge : seules les contentions répondant à la classification officielle (I à IV) sont remboursées par la Sécurité sociale. ■

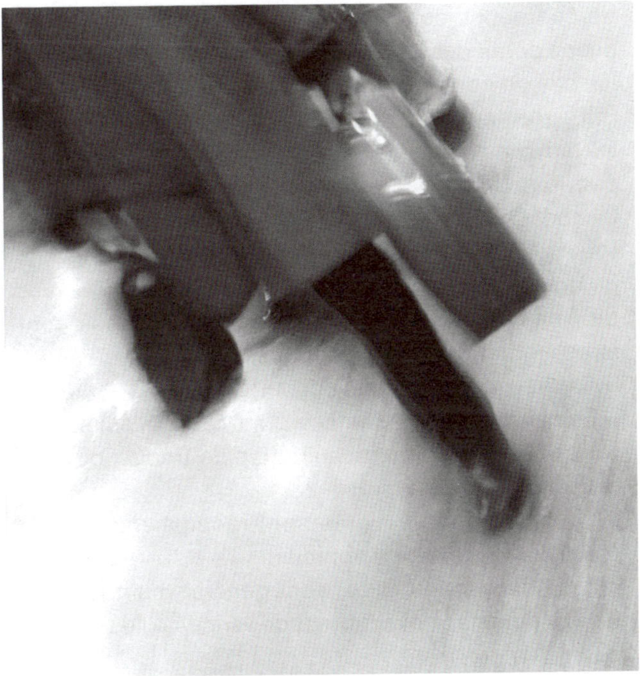

Fini les bas à varices disgracieux

Au diable la varice !

Environ la moitié des femmes à qui une contention a été prescrite ne la porte pas.

Une mauvaise image colle à la peau des bas de contention : « bas à varices », « bas de grands-mères », difficiles à enfiler. Cette image est fausse, car, aujourd'hui, avec les progrès de l'industrie textile, les bas et collants de contention sont presque sexy. Mesdames, continuez à porter des jupes, même si vous avez des varices : les bas de contention ne sont plus ce qu'ils étaient.

Ils sont remboursés par la Sécurité sociale, mais les barèmes n'ont pas bougé depuis des années, alors que le prix des bas et collants de contention, lui, a flambé. Or si on les porte vraiment, il faut les changer tous les trois ou quatre mois. Aux États-Unis, ils coûtent bien moins cher ; c'est pourquoi les hôtesses de l'air, très exposées aux maladies veineuses, font leurs emplettes outre-Atlantique.

Bandes, chaussettes, collants ou bas ?

- Les bandes de contention sont habituellement utilisées pour obtenir un résultat rapide (réduction d'un œdème, etc.).
- Les bas ou les collants sont recommandés pour stabiliser les résultats obtenus.
- Les chaussettes, elles, sont généralement portées par les hommes qui souffrent de varices. Elles sont en coton.

REPÈRES

Classe I, II, III ou IV ?

Il existe plusieurs classes de bas, en fonction du but recherché :

- Classe I : la contention la plus faible (par exemple, pour les femmes enceintes qui ont les jambes lourdes). 280 deniers.
- Classe II : une contention moyenne pour les personnes ayant des varices. 310 deniers.
- Classes III et IV : les contentions les plus fortes pour les personnes souffrant d'une maladie veineuse sévère. 540 deniers. Ils sont mal acceptés, car ils sont plus difficiles à enfiler.

Conseil

Ne dormez pas avec vos bas, collants, chaussettes ou bandes de contention.
Il faut toujours les ôter la nuit !

SANS ODEURS !

- Les fabricants de textiles ont mis au point une fibre élastique, support de molécules actives destinées à améliorer le confort du bas, du collant, de la bande ou de la chaussette, tout en évitant les mauvaises odeurs. Les tissus sur lesquels sont fixées ces molécules mangeuses d'odeurs sont parfois appelés « texticaments ».
- Il est conseillé de laver quotidiennement vos collants, bas ou mi-bas de contention, comme vous le feriez d'habitude.

ATTENTION AUX COLLANTS « DE CONFORT »

- Il existe des collants dits « de confort » qui exercent moins de pression sur la jambe et sont vendus en pharmacie ou en parapharmacie. Mais ceux-ci ne sont pas remboursés par la Sécurité sociale. Jusqu'à une période récente, ils présentaient l'avantage d'être esthétiques, très proches des collants normaux. Mais les « bas à varices » ont fait d'énormes progrès : en Lycra ou en microfibres, de toutes les couleurs, ils sont vendus en pharmacie, et pris en charge par la Sécurité sociale. ■

Les veinotoniques

Des médicaments naturels

On les appelle aussi phlébotoniques et, comme leur nom l'indique, ils ont pour objectif de tonifier la veine. Donc de favoriser le retour veineux.

▸ Depuis de nombreuses années, les veinotoniques sont connus et utilisés dans la maladie veineuse chronique.

▸ Ce sont des traitements symptomatiques : ils sont destinés à traiter tous les symptômes en rapport avec la maladie veineuse chronique, dont les plus fréquents sont les douleurs et les lourdeurs de jambes, et ce, quelqu'en soit le stade (maladie sans varice, avec varices, maladie avancée...). On pense qu'ils pourraient aussi en ralentir l'évolution.

▸ Ce sont de vrais « antalgiques veineux ». Ils répondent bien aux mécanismes qui sont à l'origine des symptômes et, en particulier de la douleur, en tonifiant la paroi veineuse et, pour certains, en luttant contre des substances inflammatoires, libérées en cas de stase veineuse. Cette dernière action est très importante car certaines de ces substances jouent un rôle dans la dégradation de la paroi veineuse.

▸ Par ailleurs, l'expérience prouve qu'ils sont bien tolérés.

▸ L'arsenal phlébotonique français est riche de nombreux produits que les Anglo-saxons eux-mêmes nous envient.

▸ Les principes actifs des veinotoniques sont souvent d'origine végétale, en particulier des plantes indigènes

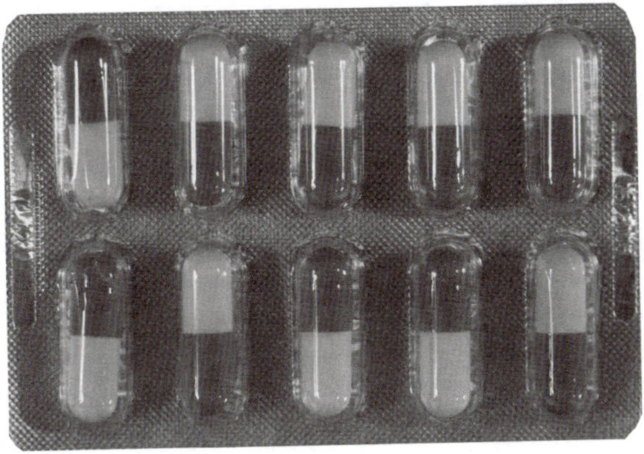

et exotiques (ginkgo biloba, Ruscus, marron d'Inde, etc.) et sont, en général, très bien tolérés.

- Les veinotoniques peuvent être utilisés seuls, mais on peut aussi leur associer des règles d'hygiène de vie et de diététique et la contention.
- Ils peuvent être prescrits par cure de trois mois et renouvelés si les symptômes persistent.
- Ils existent sous différentes formes à avaler (gélules, comprimés, poudre en sachets, ampoules buvables). Si besoin est, on peut leur associer des veinotoniques sous d'autres formes, à appliquer localement sur les jambes (gel, crèmes, pommades). Ces derniers ont parfois des indications bien spécifiques comme les manifestations inflammatoires aiguës (phlébite superficielle, suites de sclérose).
- Prise en charge : les veinotoniques peuvent être achetés sans ordonnance. Lorsqu'ils sont prescrits par un médecin, leur taux de remboursement est de 35 %. ■

La sclérothérapie, pas si barbare que ça !

Et les autres techniques…

Derrière ce terme se cache un traitement utilisé depuis 1927 en France pour traiter les varices.

▸ Le phlébologue injecte dans la varice une solution « sclérosante » à l'aide d'une petite aiguille. La veine malade se rétracte, durcit et sa lumière se réduit ; parfois même, elle se bouche. On dit qu'elle se sclérose, d'où le nom de ce traitement. On peut observer un « bleu » pendant quelques jours.

▸ Cette technique est également utilisée pour traiter les varicosités : c'est alors de la microsclérothérapie, ainsi nommée en raison de la toute petite taille de l'aiguille et de la varicosité.

▸ Depuis quelques années, une nouvelle forme de produit sclérosant est apparue pour traiter les varices : la mousse sclérosante. Son utilisation demande une expérience et un savoir-faire qui ne s'improvisent pas. Ce qui, avec le manque de recul, explique peut-être le fait qu'elle ne soit pas très répandue.

▸ La sclérothérapie est aussi le complément indispensable de la chirurgie des varices : l'ablation enlève les gros troncs

REPÈRES

L'électrocoagulation

On sclérose le vaisseau avec une aiguille électrique. Très efficace sur le visage pour traiter la couperose, cette technique ne donne de résultat probant sur les jambes qu'au prix de cicatrices dépigmentées.

veineux, mais pas toujours les petites branches secondaires ou tertiaires. La sclérothérapie s'en charge. Mais si l'on veut des résultats, il faut des séances répétées.

▸ Prise en charge : c'est un acte codifié par la Sécurité sociale, mais des dépassements d'honoraires sont à prévoir. Une mutuelle rembourse l'autre partie.

Combien ça coûte ?

La technique du laser est onéreuse : la sonde (jetable) est en effet à la charge du patient et coûte environ 380 euros.

Autre technique récente (depuis 10 ans) : l'écho-sclérothérapie pour les veines plus grosses (les saphènes, par exemple), ou bien les récidives variqueuses après chirurgie. Le produit sclérosant est alors injecté dans la veine, sous contrôle échographique.

Le laser endoveineux : cette technique consiste à faire un « tir » au laser à l'intérieur de la veine. Une fibre optique est introduite à l'intérieur de la veine et reliée à un générateur laser. L'émission de lumière dans la fibre crée un effet thermique qui détruit la veine.

▸ Testé sur plus de cinq cents malades en France, le laser semble performant. La sclérose est complète en trente jours, en moyenne. Une éventuelle réaction inflammatoire le long du trajet de la veine peut survenir.

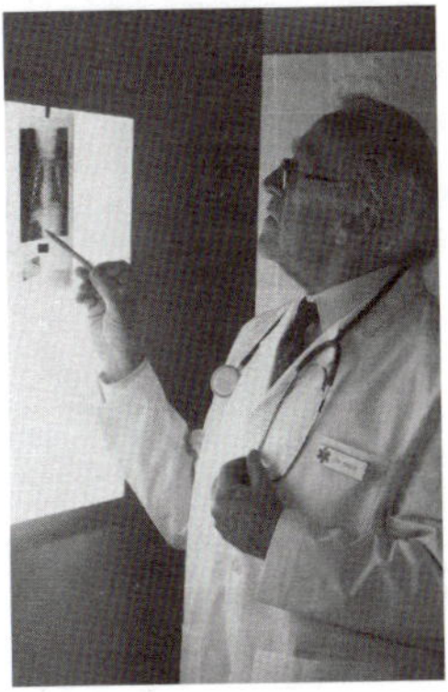

▸ Le laser endoveineux peut être fait dans un cabinet médical, le traitement dure environ une heure. Vous pouvez ensuite rentrer chez vous et reprendre vos activités normalement.

▸ Séduisant, mais on manque de recul par rapport aux autres méthodes pour juger de l'efficacité du laser à long terme. ■

Les traitements chirurgicaux

Phlébectomie, éveinage…

C'est en fonction de l'importance et du stade d'évolution de la maladie veineuse qu'un geste chirurgical doit être entrepris. Chaque année, près de 200 000 personnes se font opérer des varices.

La phlébectomie. Cette technique consiste à enlever sous anesthésie locale les branches veineuses inesthétiques. Le chirurgien pratique de minuscules incisions de un à deux millimètres pour ôter les veines malades.

L'éveinage, ou « stripping ». C'est l'ablation pure et simple des gros troncs veineux superficiels. L'intervention se déroule sous anesthésie générale ou sous péridurale. Elle

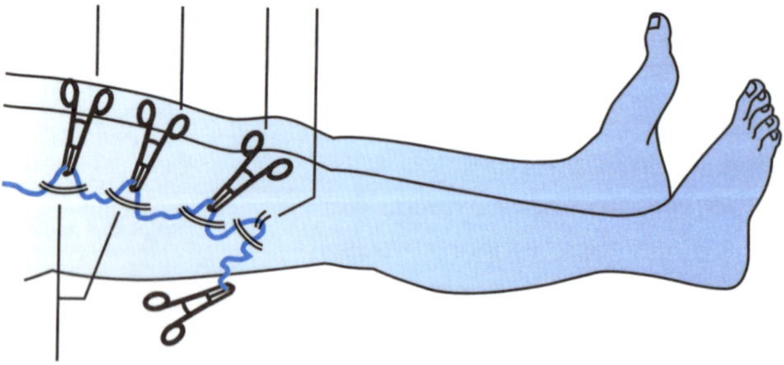

nécessite une brève hospitalisation (une journée et une nuit). Mais, de plus en plus, l'intervention se pratique en ambulatoire, c'est-à-dire que le malade se fait opérer le matin et repart chez lui le soir.

▶ Le chirurgien fait une incision au niveau de la cheville et une autre au pli de l'aine. Il introduit dans la veine malade une tige souple (le *stripper*), à l'aide de laquelle il l'arrache : c'est le stripping. L'autre méthode, dite « par invagination » consiste à retourner la veine à l'intérieur.

▶ Après l'éveinage, on peut reprendre une activité normale, mais seulement au bout d'une à trois semaines, selon les cas.

▶ L'inconvénient, c'est l'hématome qui apparaît sur les cuisses et les jambes. Pour l'atténuer, il faut absolument porter une contention pendant un mois, après l'intervention.

▶ Prise en charge : cet acte chirurgical est pris en charge par la Sécurité sociale et par les mutuelles. ■

Vrai ou faux ?

Théoriquement, il ne faudrait enlever une varice que si son diamètre dépasse sept millimètres. En réalité, les jeunes femmes ne veulent pas attendre ce stade avant de les faire opérer. Il y a toujours un arbitrage à faire entre le point de vue esthétique et le point de vue médical.

À SAVOIR

Conseils après l'éveinage, ou « stripping »

▶ Marcher dès le lendemain de l'opération, une demi-heure, matin et soir. Pendant trois semaines au minimum.

▶ Porter un bandage de contention post-opératoire, puis une contention, même faible, régulièrement.

▶ En cas de difficulté à mettre des bandes de contention, superposer plusieurs bas ou collants de contention.

▶ Faire scléroser les résidus variqueux qui n'ont pas été ôtés au cours de l'opération.

▶ Faire une visite de contrôle un an près l'opération, puis tous les deux ans.

Qu'est-ce que le Vnus Closure® ?

Made in USA

Récemment importée des États-Unis, la technique du *Vnus Closure*® est à réserver aux veines d'un calibre supérieur à six millimètres. Une sonde dotée d'électrodes ou bien d'une sonde laser à son extrémité, est introduite dans la veine par une petite incision cutanée. La sonde est remontée jusqu'au pli de l'aine. Sous l'effet de la chaleur délivrée par les électrodes ou le laser (80 °C), la veine est brûlée.

► Le Vnus Closure® se pratique sous anesthésie locale, sans hospitalisation. Les suites ne sont pas douloureuses, et ne provoquent pas d'hématome. Mais il faut porter une bande de contention pendant quelques jours.

REPÈRES

Prise en charge de la maladie veineuse au stade des varicosités et des varices

- Phlébotoniques : 76,7 %
- Conseils d'hygiène : 67,1 %
- Contention : 27,5 %
- Sclérothérapie : 3,7 %
- Demande d'avis chirurgical : 5,6 %

NB : ces traitements peuvent se cumuler.

Source : enquête épidémiologique réalisée en 2001 sur 983 patients.

La technique du Vnus Closure®

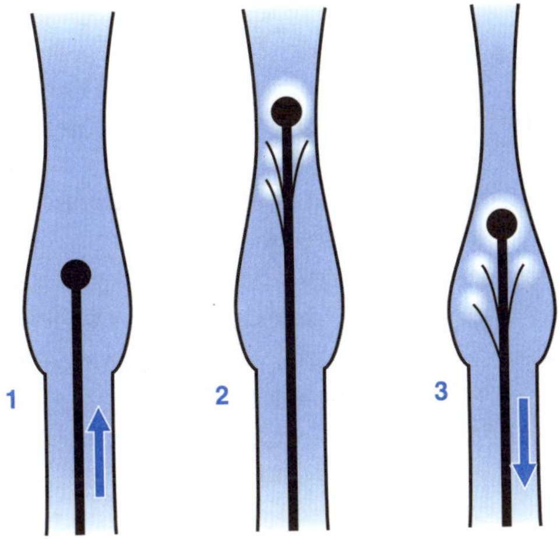

1 - Introduction d'un cathéter dans la veine malade

2 - Les électrodes situées à son extrémité chauffent les parois intérieures de la veine

3 - La veine malade se rétracte sous l'effet de la chaleur

▸ On peut reprendre une activité normale au bout de quelques jours, en évitant de rester debout trop longtemps.

▸ Le Vnus Closure® revient cher, et la sonde (jetable) est à la charge des patients. Elle coûte 750 euros en moyenne.

▸ Attention, tout de même : le Vnus Closure® est une méthode jeune (1998) et tous les experts s'attachent à dire que le recul est insuffisant pour affirmer si, oui ou non, les résultats à long terme seront meilleurs, ou même égaux, à ceux de la chirurgie classique réalisée par un chirurgien compétent. ■

« L'ablation, la méthode la plus sûre »

Le point de vue d'un chirurgien

ENTRETIEN
Jean-Marc Mollard, médecin vasculaire et chirurgien veineux à Chambéry, secrétaire général de la Société française de médecine vasculaire.

Quand doit-on envisager une opération chirurgicale des varices ?

Jean-Marc Mollard : Théoriquement, la seule, vraie raison médicale, c'est lorsque la varice devient potentiellement dangereuse et risque d'entraîner des complications : phlébite ou troubles trophiques. Mais des raisons esthétiques peuvent amener à opérer.

Une varice peut-elle devenir menaçante longtemps après son apparition ?

J.-M. M. : Oui, même vingt ans après. C'est pourquoi il faut toujours faire suivre ses varices par un médecin. Lorsque le chirurgien fait l'ablation de la veine malade, il faut savoir qu'il s'agit d'une veine du réseau superficiel qui n'assure que 10 % de la circulation veineuse de retour ; on peut donc s'en passer. Les autres veines du réseau superficiel vont trouver une nouvelle voie de communication qui deviendra la voie préférentielle. Mais le vrai travail de circulation veineuse est assuré par le réseau profond qui se trouve au milieu des masses musculaires.

Est-ce que cette technique a fait ses preuves ?

J.-M. M. : Oui, et c'est un très vieux traitement. Dès l'époque des Romains, on incisait la jambe et on tirait sur la veine variqueuse. Mais ils opéraient les gens debout qui, du coup, mouraient d'hémorragie. Le premier opéré des varices qui a survécu est Caïus Marius, chef des armées romaines.

On enlève entièrement la veine malade ?

J.-M. M. : Il faut être exhaustif. Le principe est d'ôter tout ce qui est variqueux et s'il y a plusieurs veines variqueuses, on les enlève toutes. Car si le chirurgien laisse un morceau de varice malade, il risque de refabriquer des varices sur d'autres voies de circulation veineuse.

La chirurgie d'ablation est-elle la seule solution ?

J.-M. M. : C'est la méthode la plus sûre. À ce jour, on n'a encore rien trouvé de mieux. Il existe d'autres techniques expérimentales d'agression de la veine pour provoquer son autodestruction. Par exemple, la sclérose de la veine par injection d'un produit irritant, censé provoquer une réaction inflammatoire, la sclérose et la mort de la veine. Mais l'organisme sait se défendre et il parvient souvent à recanaliser la veine. Car elle est alimentée par un reflux sanguin, et, si on traite la veine sans s'occuper du reflux, la veine va automatiquement être régénérée. On essaie aussi d'attaquer la veine par des agents physiques : le froid, le chaud ou le laser. La cryochirurgie fait exploser la paroi veineuse avec de l'eau à – 170 °C injectée par sonde dans la cellule de la veine. Mais l'organisme se défend trop bien, et la technique a été abandonnée. Elle a été remplacée par le laser et le Vnus Closure®.

Que pensez-vous de ces deux nouvelles techniques comme alternative à l'intervention chirurgicale ?

J.-M. M. : Nous n'avons pas assez de recul pour en juger. Les premiers résultats n'ont que trois ans. ■

REPÈRES

La Société française de médecine vasculaire

Fondée en 2002, la SFMV coordonne les actions d'associations régionales, les représente auprès des pouvoirs publics et facilite l'échange des connaissances. Elle participe aussi activement à la recherche, aux campagnes d'information et à la prévention des maladies vasculaires.

Varices et sports font-ils bon ménage ?

Tout dépend des sports…

Faites du sport mais pas n'importe lequel ! Notre état veineux n'est jamais pris en compte quand nous nous inscrivons dans une salle de sport, auprès d'un court de tennis, ou dans une équipe amateur de hockey ou de rugby, par exemple. Nos veines sont-elles bien en état de supporter tous les sports ? Il n'existe pas d'étude épidémiologique consacrée à la pratique du sport chez les insuffisants veineux.

QUELS SONT LES SYMPTÔMES DES VARICES DU SPORT ?

▸ Ils sont variables d'un sport à l'autre : douleurs, crampes ou lourdeurs sont les symptômes les plus fréquents, notamment pour les sports qui se déroulent durant plusieurs heures et avec des efforts brefs et violents (sports de combat, concours de sauts, lancers de poids).

▸ Plus graves : les accidents traumatiques comme la rupture d'une varice, plaie par traumatisme direct, hématome après contusion directe et phlébite veineuse profonde.

RECONNAÎTRE LE SPORTIF VARIQUEUX. Il faut différencier :

▸ La vraie varice (gonflement sinueux avec de nombreux nœuds qui concerne 10 à 15 % des sportifs) ;

▸ La turgescence veineuse, fréquente chez le sportif, causée par une dilatation normale des veines, et qui disparaît après l'effort.

CONSEILS AUX SPORTIFS

▸ Certains sports seraient bons pour le retour veineux, d'autres pas, à cause des coups reçus sur les jambes et les veines ou des efforts violents et brefs qu'ils nécessitent. Dans tous les cas, le surentraînement et la mauvaise préparation peuvent être nocifs pour les veines.

▸ Si vous êtes sportif et insuffisant veineux, portez une contention (classe I ou II) lorsque vous faites du sport, prenez des veinotoniques pour traiter les symptômes de lourdeur et de douleur de jambes.

▸ Si vos varices deviennent menaçantes, la chirurgie et la sclérothérapie peuvent faciliter la vie, ou tout simplement vous aider à continuer votre sport favori. Car, n'oubliez pas : l'exercice physique fait du bien à vos varices !

Bons et mauvais sports

▸ Bons : marche de randonnée, natation, vélo, danse, golf, ski de fond, gymnastique, pratiqués régulièrement et avec modération.

▸ Mauvais : hockey, canoë-kayak, haltérophilie, rugby, football, squash, rollers, sports de combat, plongée sous-marine, handball, volley-ball, basket-ball, pratiqués en compétition et avec excès.

▸ Tolérés : jogging et tennis (avec chaussettes de contention, et modérément). ■

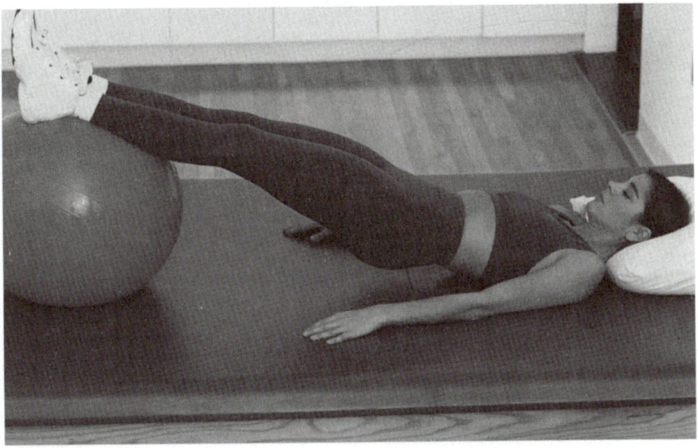

Les sports conseillés, les sports déconseillés

Les sports conseillés

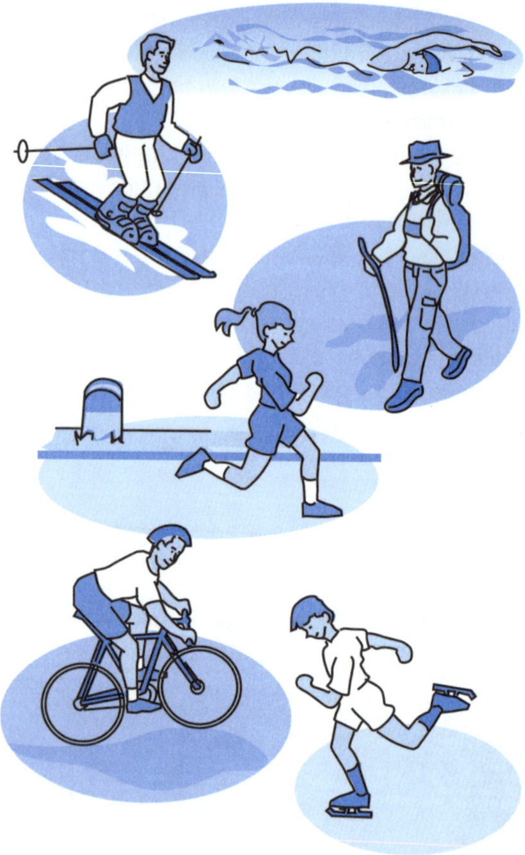

Les sports déconseillés

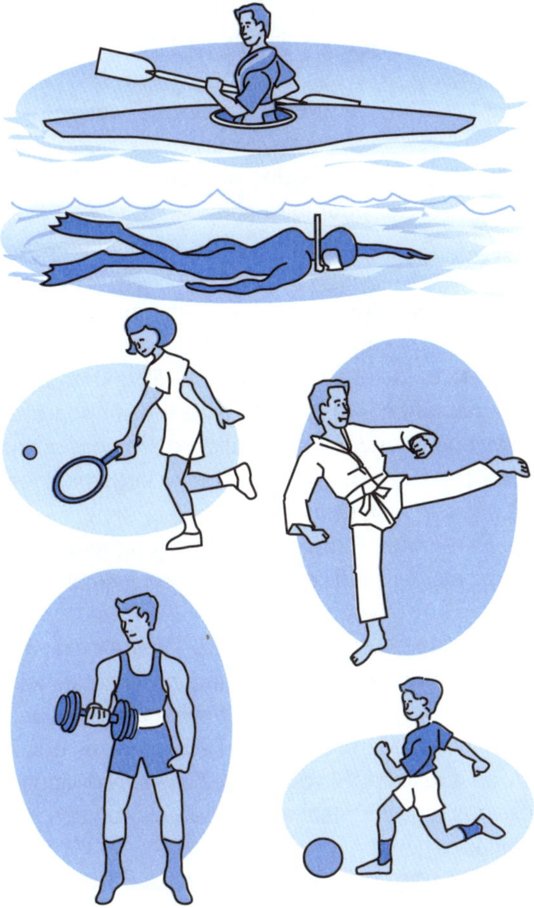

Les dix mouvements indispensables

Pour améliorer son retour veineux

En savoir plus

Page réalisée avec Frédéric Vin, angiologue, coauteur de *Varices et jambes lourdes*, aux Éditions Hermann.

1. **Pédalage.** Le soir, effectuez des mouvements de pédalage (au moins dix) en surélevant les jambes pour faire une « vidange » du système veineux. Suivis d'un massage des jambes de bas en haut, en partant des orteils et en terminant en haut des cuisses.

2. **Déblocage des articulations.** Pour débloquer les articulations, pliez et dépliez les jambes et étendez-les au maximum sur les cuisses. Remontez ensuite les cuisses sur le bassin afin d'ouvrir largement les articulations de l'aine et du genou.

3. **Extension.** Plusieurs fois par jour, montez sur la pointe des pieds et étirez-vous longuement avant de redescendre sur vos talons.

4. **Flexion-extensions de pieds.** Quatre à cinq fois par jour, étendez les pieds pendant quelques minutes puis ramenez-les vers la jambe en tirant sur le talon.

5. **Marche.** Marchez vite en fléchissant les genoux et en sautillant. Si vous restez assis trop longtemps, levez-vous régulièrement et marchez rapidement pendant quelques minutes.

6. **Sautillements.** Pendant une pause, faites quelques petits sautillements sur la pointe des pieds, une jambe après l'autre.

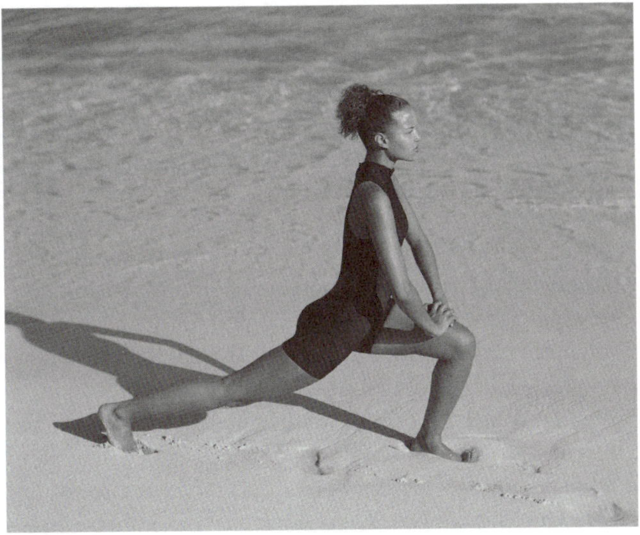

7. Surélévation des jambes. Si vous piétinez ou si vous restez en position debout trop longtemps, surélevez vos jambes en les posant sur un coussin ou un tabouret.

8. Automassage des mollets. Plusieurs fois par jour, massez votre mollet avec le pied de la jambe opposée ou avec vos mains, en remontant de la cheville vers le genou.

9. Respiration active. Allongé sur le dos, les mains posées sur le ventre, inspirez profondément en gonflant l'abdomen. Tenez la respiration quelques secondes, puis expirez lentement en appuyant sur le ventre pour le creuser au maximum. Faites quatre à cinq respirations comme cela. Renouvelez plusieurs fois par jour, si possible.

10. Pratiquez des sports doux qui favorisent le retour veineux : vélo, marche, natation, etc. ■

L'eau fait du bien à vos jambes !

Ses bienfaits secrets

On ne guérit malheureusement pas de la maladie veineuse. Il faut donc apprendre à s'en accommoder, en soulageant la douleur et l'inconfort. Et pour limiter ou retarder l'apparition des symptômes (jambes lourdes, varicosités), leurs effets indésirables et leur aggravation, il existe des gestes à connaître. Les cures thermales et les soins de thalassothérapie, par l'action de l'eau et des bains, sont bien adaptés aux troubles de la circulation sanguine des jambes. Associés à une alimentation équilibrée, ils ont une action sur la dynamique veineuse, l'amélioration de la tonicité des capillaires et des parois veineuses, tout en réduisant douleurs et gonflements.

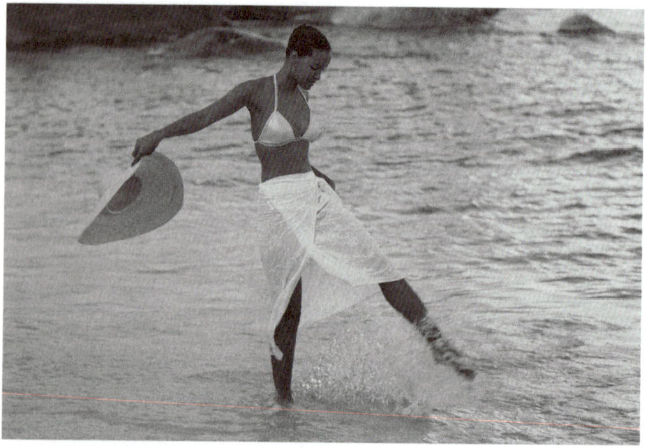

1. **LA DOUCHE SOUS-MARINE** : hydromassage en immersion, effectué par un jet puissant. C'est un soin profond et circulatoire.

2. **LE BASSIN DE MARCHE** : particulièrement recommandé pour les problèmes circulatoires, et notamment les jambes lourdes. C'est un parcours de marche à contre-courant, sur un revêtement de sol particulier comme du sable ou des galets.

3. **LE BAIN HYDROMASSANT** : massage dans le sens de la circulation veineuse dans une baignoire équipée de jets sous-marins, qui suivent la forme du corps humain. Il stimule la circulation et tonifie les tissus.

4. **LA DOUCHE CIRCULATOIRE** : douche horizontale dotée des mêmes vertus que la douche à jets, mais moins agressive. Elle est conseillée pour les varices.

5. **LA FRIGITHÉRAPIE** : ce soin consiste à envelopper le ventre et/ou les membres inférieurs dans des tissus imbibés d'un produit à base de camphre, à une température d'environ 15 °C. Il provoque une vasoconstriction (l'inverse de la dilatation) des vaisseaux et aiderait ainsi le retour veineux.

6. **LE PÉDILUVE** : sur la base du mécanisme de thermorégulation, ce soin consiste à alterner de façon répétée des bains de pieds tièdes et froids pour stimuler les parois veineuses.

7. **LE DRAINAGE LYMPHATIQUE** est un massage doux qui stimule la lymphe par des pressions et des pompages manuels. Il favorise la circulation lymphatique et l'élimination des stases veineuses.

8. **LA PRESSOTHÉRAPIE** est recommandée aussi dans le cas d'insuffisance lymphatique. Ce massage s'effectue avec des bottes qui se gonflent et se dégonflent en suivant la circulation lymphatique pour la relancer. ■

Peut-on guérir de cette maladie ?

Limiter sa rapidité d'évolution

On ne guérit pas d'une maladie veineuse chronique, mais on peut limiter sa rapidité d'évolution. Enlever une varice ne suffit malheureusement pas pour en finir avec les problèmes de circulation. D'autres veines peuvent prendre le relais de la veine retirée et devenir, à leur tour, variqueuses. Et cela pour les mêmes raisons que la première varice : paroi veineuse abîmée, mauvais fonctionnement des valvules, etc.

SI ELLE EST TRAITÉE À SON STADE INITIAL – c'est-à-dire lorsque les jambes sont lourdes ou qu'apparaissent les premières varices –, les médecins peuvent ralentir l'évolution de la maladie pour qu'elle ne s'aggrave pas. Mais si aucun traitement initial n'a été entrepris, ou s'il a été mal fait, les varices récidivent et évoluent. D'où la nécessité de consulter régulièrement votre phlébo-angiologue. Quand on soigne une personne qui a des varices, ce qui compte, c'est ce qui se jouera vingt ans plus tard.

LES PROGRÈS RÉALISÉS PAR LA MÉDECINE au cours des cinquante dernières années expliquent la disparition progressive des formes les plus graves des maladies de la circulation sanguine.

On compte de moins en moins d'amputations chez les personnes présentant une artériopathie des membres inférieurs (les artères qui se bouchent). Idem dans le domaine de la maladie veineuse où les ulcères de jambes sont eux aussi en train de marquer le pas. En ce début de millénaire, un diagnostic précoce et une prise en charge correcte de la maladie veineuse conduisent à une diminution significative du nombre de personnes souffrant de varices et surtout, à la disparition des complications graves.

Mais attention ! Quel que soit le traitement utilisé, le geste thérapeutique ne guérit pas la maladie veineuse qui est une maladie chronique. Redisons-le, les varicosités ou les varices peuvent revenir car la maladie est évolutive.

Les conseils pour éviter la récidive

- Consultez le chirurgien qui vous a opéré, un an après l'intervention et consultez tous les ans le phlébologue qui vous soigne.
- Portez une contention. Si vous avez du mal à enfiler des collants ou chaussettes de contention très serrés (de classes II, III ou IV), superposez-en plusieurs de classe I. Même effet garanti !
- En cas de symptômes (douleurs, lourdeurs…), vous pouvez prendre des veinotoniques et effectuer des massages avec des crèmes rafraîchissantes pour vous soulager.
- Ne restez pas trop longtemps debout.
- Marchez tous les jours !
- Ne vivez pas dans une atmosphère trop chaude, ne soyez pas trop couvert.
- Évitez les sports à risque.
- Veillez à avoir toujours un temps de repos veineux suffisant, c'est-à-dire un repos allongé à plat pendant au moins huit heures par nuit.
- Si possible, surélevez légèrement les pieds du lit à l'aide de cales (de 10 cm environ). ■

Commet adapter sa vie à cette maladie ?

Les dix commandements

1. Pratiquez une activité physique : en contractant les muscles, elle favorise la remontée du sang vers le cœur.

2. Préférez les périodes fraîches pour faire de l'exercice et pour les activités sportives non brutales comme la gymnastique douce, la gymnastique aquatique, la marche à pied, le vélo.

3. Limitez les excès de poids et les repas trop copieux. Attention aux kilos superflus. Veillez à avoir une alimentation équilibrée et variée. Buvez beaucoup d'eau.

4. Évitez de piétiner. Si vous devez rester debout longtemps, faites des mouvements de la cheville pour stimuler les muscles du mollet et chasser le sang veineux vers le cœur.

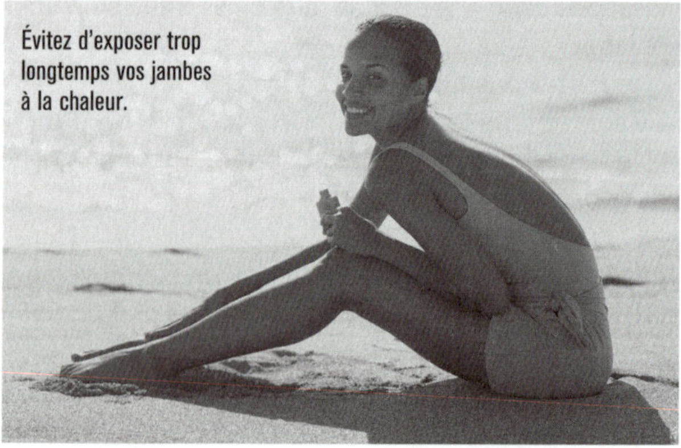

Évitez d'exposer trop longtemps vos jambes à la chaleur.

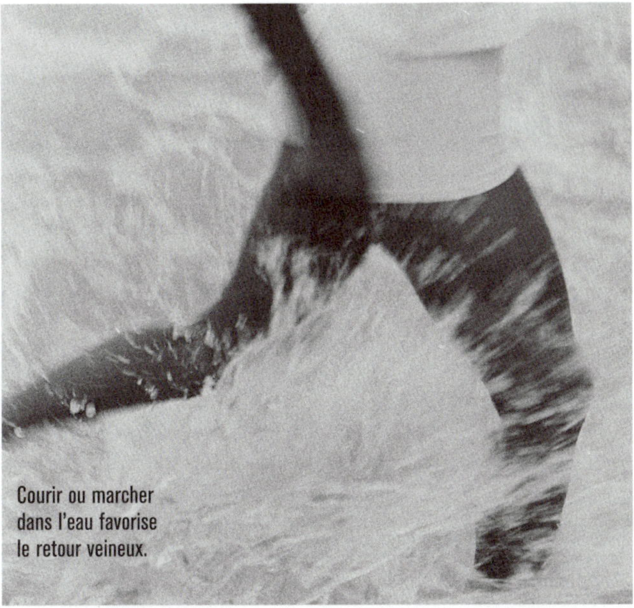

Courir ou marcher dans l'eau favorise le retour veineux.

5. Lorsque vous êtes assis, évitez de croiser les jambes, cela gêne le retour veineux.

6. Évitez les vêtements trop serrés (jean, bottes, jarretelles, etc.) qui risquent de comprimer les veines et d'aggraver les faiblesses du retour veineux.

7. Bannissez les talons aiguilles et passez régulièrement vos jambes sous l'eau tiède en cas de forte chaleur, ou en fin de journée.

8. Pas d'épilation à la cire, fuyez le sauna et le chauffage par le sol.

9. Surélevez les pieds de votre lit d'environ dix centimètres.

10. Si votre mère a des varices, consultez un médecin dès l'apparition des premiers symptômes. ■

BEAUFOUR IPSEN PHARMA

Un groupe pharmaceutique spécialisé de taille moyenne

Présent dans plus de 110 pays avec un effectif de près de 3 700 collaborateurs, le Groupe Ipsen a réalisé un chiffre d'affaires de 718 millions d'euros en 2002, dont 27,1% hors d'Europe de l'Ouest. Il développe des produits dans quatre domaines thérapeutiques ciblés : l'oncologie, l'endocrinologie, la neurologie et l'hématologie. Ipsen met à la disposition des patients plus de vingt médicaments. Ils se répartissent en produits commercialisés auprès de spécialistes intervenant dans ces domaines thérapeutiques ciblés, ainsi qu'en produits essentiellement d'origine naturelle (argile thérapeutique et ginkgo biloba), qui constituent la base historique des activités d'Ipsen dans d'autres domaines thérapeutiques. En 2002, il a consacré 18,2 % de son chiffre d'affaires aux dépenses de recherche et développement, menées à partir de quatre sites (Paris, Boston, Barcelone et Londres) par un réseau international d'environ cinq cent cinquante experts scientifiques. L'adresse de son site Internet est : www.ipsen.com.

Contact

Beaufour Ipsen Pharma
24, rue Erlanger,
75781 Paris Cedex 16
Site : www.bipmed.com
Tél.: 01 44 96 13 13
Fax. : 01 44 96 11 99

L'éducation des patients

Impliqué depuis de nombreuses années dans le domaine des maladies vasculaires Beaufour Ipsen Pharma, filiale du Groupe Ipsen, a souhaité expliquer la maladie veineuse chronique au grand public. L'objectif recherché est de renforcer la connaissance des patients sur cette pathologie chronique très fréquente et de les amener à être de véritables acteurs dans la prise en charge de leur maladie. Ceci est réalisé notamment à l'aide d'une collection de brochures intitulée « Ma santé, mes veines », disponibles dans les salles d'attente des médecins et les pharmacies.

Lexique

Angiologue : médecin spécialiste des maladies des vaisseaux.

Artérite : maladie inflammatoire ou dégénérative des artères.

Caillot : masse de sang coagulé, formée par la fibrine qui retient les globules rouges.

Collagène : substance protéique qui constitue les fibres des tissus.

Contention : la contention médicale désigne des bandes, des bas ou des chaussettes destinés à améliorer les désordres de la circulation veineuse, par compression plus ou moins forte des jambes grâce à des fibres textiles au tissage serré.

Denier : unité de mesure de la finesse des fibres textiles. Il existe plusieurs classes de bas de contention.

Dermite ocre : pigmentation cutanée d'origine veineuse ou capillaire.

Diaphragme : muscle très puissant qui nous permet de respirer et qui agit, à chaque mouvement d'inspiration, comme une pompe aspirante, attirant le sang veineux vers le cœur.

Drainage veino-lymphatique : massage doux effectué par un kinésithérapeute. Il consiste à stimuler le retour lymphatique par des pressions et des pompages manuels et favorise la circulation lymphatique et l'élimination des stases veineuses.

Écho-Doppler : appareil d'imagerie médicale qui associe l'image (échographie) et la réflexion des ultrasons sur les globules rouges (Doppler). Il permet de visualiser les artères et les veines, et de mesurer la vitesse et le sens du flux sanguin.

Échographie : méthode d'exploration des organes exploitant les différences de réflexion des ultrasons à travers les tissus du corps humain permettant de voir les veines et les artères.

Électrocoagulation : coagulation des vaisseaux au moyen d'un courant électrique.

Embolie pulmonaire : obstruction d'une artère pulmonaire par un caillot sanguin provenant d'une veine.

Endothélium : mince membrane formée de cellules (appelées cellules endothéliales), qui tapisse tout le système circulatoire.

Hémorroïdes : réseau de vaisseaux irriguant la région anale et participant à la continence. Sous l'action de certains facteurs encore mal connus, les hémorroïdes deviennent douloureuses.

Hypodermite : inflammation des tissus sous-cutanés étendue le plus souvent à la peau.

Impatiences : gêne ressentie surtout au moment du coucher. Elles provoquent une sensation dite « de jambes sans repos », déterminant impérativement des mouvements.

Laser : appareil pouvant engendrer l'émission d'ondes lumineuses à caractéristiques très spécifiques, permettant notamment de détruire un tissu organique, comme une veine.

Nécrose : qualifie la mort des tissus du corps, comme la peau, provoquée par le manque d'apport sanguin dans ces tissus. La nécrose cutanée complète crée l'ulcère variqueux.

Œdème : infiltration liquidienne des tissus se traduisant par un gonflement important d'un membre.

Patch : petit timbre adhésif permettant la diffusion d'un principe actif à travers la peau.

Phlébite/thrombose : inflammation d'une veine. La constitution d'un caillot qui obstrue la veine est une thrombose. Par extension, les thromboses veineuses sont appelées phlébites. La complication de la phlébite est l'embolie pulmonaire.

Phlébologue : médecin spécialisé dans les maladies des veines.

Phlébotoniques/veinotoniques : médicaments souvent d'origine végétale destinés à tonifier la veine et ainsi soulager les symptômes de la maladie veineuse chronique.

Sclérothérapie : traitement des varices consistant à injecter dans la varice une solution « sclérosante » à l'aide d'une aiguille. La veine malade se rétracte, la lumière veineuse se réduit et parfois s'obstrue. On dit qu'elle se sclérose, d'où le nom de ce traitement.

Stase veineuse : c'est la stagnation du sang dans les veines. Elle apparaît souvent à cause de la sédentarité.

Système veineux : ensemble des vaisseaux assurant le retour du sang de la périphérie du corps vers le cœur.

Turgescence veineuse : augmentation de volume d'une veine par remplissage complet.

Ulcère : plaie cutanée due à une mauvaise oxygénation des tissus qui se nécrosent.

Vaisseaux lymphatiques : vaisseaux ramenant au cœur la lymphe venant des tissus qui entourent les organes et contenant des déchets cellulaires.

Valvules : situées au niveau de la paroi veineuse, ce sont des petits clapets disposés en étage qui fonctionnent comme une porte à double battant. Elles ne s'ouvrent que dans un sens pour empêcher le sang de circuler à contre-courant.

Varices : dilatation anormale et permanente d'une veine superficielle, associée à une paroi veineuse abîmée. Cette détérioration empêche une partie du sang de remonter vers le cœur. La principale complication des varices est la phlébite superficielle.

Varicosités : dilatations de minuscules veines sous la peau. De surface généralement limitée et de couleur rouge ou bleue, elles se développent le plus souvent sur les faces internes des genoux et sur les faces externes des cuisses et des jambes.

Vasodilatation : dilatation des parois de la veine (contraire : vasoconstriction).

Veine cave inférieure : veine qui naît en haut du bassin, traverse l'abdomen et amène le sang veineux au cœur.

Veine profonde/veine superficielle : en condition normale, le sang passe toujours du réseau veineux superficiel au réseau veineux profond, qui assure 90 % de la circulation sanguine de retour.

Veines saphènes : il s'agit des deux veines principales du réseau veineux superficiel. La grande saphène est située sur la face intérieure de la jambe et de la cuisse et rejoint la veine fémorale commune. La petite saphène se trouve sur la face postérieure de la jambe et se jette dans une veine profonde (veine poplitée) dans le creux du genou.

Des mêmes auteurs, dans la même collection

Malade d'inquiétude
Michel Cymes et Tristan Cudennec

Nous sommes tous des hypocondriaques en puissance. Au moindre bobo, nous sommes certains que c'est le symptôme d'une maladie grave. Un guide qui démonte, une à une, toutes nos angoisses. 2-7158-1287-6 7,50 € - 2000

Tabac, s'arrêter
Michel Cymes et Rosine Depoix

Ce guide vous donne toutes les méthodes pour vous arrêter de fumer et vous conseille pour gérer les effets secondaires : prise de poids, dépression, anxiété, toux persistante... Une aide indispensable pour tous ceux qui souhaitent se sevrer du tabac. 2-7158-1341-4 7,50 € - 2001

Bien voir à tout âge
Michel Cymes et Jean Dupont-Nivet

Ce guide passe en revue tous les problèmes de vision susceptibles d'apparaître à chaque âge de la vie. Il détaille les signes à surveiller, indique le coût des interventions éventuelles, dresse l'état des connaissances. Il présente, enfin, les différentes catégories de spécialistes de la vue.
2-84724-012-8 7,50 € - 2001

Mal de dos, mal de vivre
Michel Cymes et Jean-François Elberg

Ce guide décrypte les principales causes du mal de dos et nous indique les traitements adaptés. Les auteurs proposent des conseils pour éduquer notre dos et tenter d'échapper à cette douleur insidieuse qui nous gâche la vie.
2-7158-1349-X 7,50 € - 2001

C'est grave, docteur ?
Michel Cymes

Comprendre ce que dit votre médecin, pourquoi vous prescrit-il des examens complémentaires. Comprendre les résultats de ces examens et analyses. Ce guide de Michel Cymes présente les examens les plus pratiqués en médecine avec des explications claires, simples et illustrées. Pour une meilleure information du patient. 2-7158-1217-5 7,50 € - 1999

Vos dents, qui, quoi, combien ?
Michel Cymes et Patrick Hescot

Notre bien-être et notre forme passent par notre santé dentaire. Aussi faut-il savoir prendre soin de nos dents. Ce guide nous invite à mieux les connaître et nous explique également comment prévenir les maux de dents. 2-7158-1325-2 7,50 € - 2001

Les clés de la génétique
Michel Cymes et Rosine Depoix

Chaque jour, nos connaissances sur le patrimoine génétique progressent, suscitant de grands espoirs : guérison de maladies graves, création de nouveaux vaccins... Mais elles soulèvent également des interrogations sur les dérives possibles (eugénisme, clonage...). 2-84724-008-X 7,50 € - 2001

Accidents domestiques
Michel Cymes et Rosine Depoix

Les accidents de la vie courante ne doivent pas être considérés comme une fatalité. Sécuriser, anticiper, réagir : des gestes simples peuvent les prévenir. Un guide pour envisager votre quotidien avec sérénité. 2-84724-031-4 7,50 € - 2002

Je protège mon cœur
Michel Cymes et Rosine Depoix

Chaque année en France, les maladies cardio-vasculaires sont responsables de 180 000 décès. Parce que la prévention est l'une des armes les plus efficaces, ce guide vous propose toutes les solutions pour conserver un bon cœur : hygiène de vie, exercices physiques, traitements, etc. 2-84724-023-3 7,50 € - 2002

Déjà parus dans la même collection

Collection créée sur une idée originale de Jean-Pierre Guéno, directeur des éditions et de la commercialisation de Radio France.

Ont collaboré à cet ouvrage :
Édition : Claire Larsen, Pauline de Ayala, Camille Perrier
Conception graphique : Laurent Seminel
Correction : Catherine Minot
Illustrations : Fernando Da Cunha

Photos :
Photodisc : pp. 23, 39, 41, 45, 51, 65, 89. Digital Vision : pp. 24, 27, 37, 43, 57, 61, 75, 97, 101, 102, 106, 107. Comstock : p. 67, 71. Stockbyte : 69, 83. D.R. : p. 87.

La collection Les guides *France Info* est une réalisation des Nouveaux Guides Pratiques, 134, rue du Bac, 75007 Paris.

Imprimé en Italie
par D'Auria Industrie Grafiche S.p.A.

ISBN : 2-84724-060-8